INFLUENCE DE L'HABITUDE

SUR LA FACULTÉ DE PENSER

Collection **Encyclopédie Psychologique**
dirigée par Serge Nicolas

La psychologie est aujourd'hui la science fondamentale de l'homme moral. Son histoire a réellement commencé à être écrite au cours du XIXe siècle par des pionniers dont les œuvres sont encore souvent citées mais bien trop rarement lues et étudiées. L'objectif de cette encyclopédie est de rendre accessible au plus grand nombre ces écrits d'un autre siècle qui ont contribué à l'autonomie de la psychologie en tant que discipline scientifique. Cette collection, rassemblant les textes majeurs des plus grands psychologues, est orientée vers la réédition des ouvrages classiques de psychologie qu'il est difficile de se procurer aujourd'hui.

Dernières parutions

Théodule RIBOT, La vie inconsciente (1914), 2005.
A. BINET & Ch. FÉRÉ, Le magnétisme animal (1887), 2006.
P. J. G. CABANIS, Rapports du physique et du moral (1802, 2 v.), 2006.
P. PINEL, L'aliénation mentale ou la manie (1800), 2006.
J. P. F. DELEUZE, Défense du magnétisme animal (1818), 2006.
A. BAIN, Les sens et l'intelligence (1855), 2006.
A. BAIN, Les émotions et la volonté (1859), 2006.
Pierre JANET, L'amnésie psychologique, 2006.
Charles BONNET, Essai de philosophie (1755), 2006.
Pierre JANET, Philosophie et psychologie (1896), 2006.
Charles DARWIN, La descendance de l'homme (1871), 2006.
J. G. SPURZHEIM, Observations sur la folie (1818), 2006.
J. M. BALDWIN, Le développement mental chez l'enfant (1895), 2006.
Pierre JANET, L'évolution de la mémoire et la notion du temps, 2006.
William JAMES, Les émotions (Œuvres choisies I) (1884-1894), 2006.
William JAMES, Abrégé de psychologie (1892), 2006.
F. J. GALL, Les fonctions du cerveau (vol. 2, 1822), 2006.
F. J. GALL, Les fonctions du cerveau (vol. 3, 1823), 2006.
John Stuart MILL, La psychologie et les sciences morales (1843), 2006.
A. BINET, Introduction à la psychologie expérimentale (1894), 2006.
Dugald STEWART, Esquisses de philosophie morale (1793), 2006.
Joseph DELBOEUF, Etude critique de la psychophysique (1883), 2006.
Th. FLOURNOY, Etude sur un cas de somnambulisme (1900), 2006.
A. GARNIER, Précis d'un cours de psychologie (1831), 2006.
A. GARNIER, La psychologie et la phrénologie comparées (1839), 2006.
A. JACQUES, Psychologie (1846), 2006.
G. J. ROMANES, L'évolution mentale chez l'homme (1888), 2006.
F. J. GALL, & G. SPURZHEIM, Des dispositions innées (1811), 2006.

MAINE DE BIRAN

INFLUENCE DE L'HABITUDE SUR LA FACULTÉ DE PENSER

Introduction de Serge NICOLAS

L'Harmattan
5-7, rue de l'École-Polytechnique ; 75005 Paris
FRANCE

L'Harmattan Hongrie
Könyvesbolt
Kossuth L. u. 14-16
1053 Budapest

Espace L'Harmattan Kinshasa
Fac..des Sc. Sociales, Pol. et Adm. ;
BP243, KIN XI
Université de Kinshasa – RDC

L'Harmattan Italia
Via Degli Artisti, 15
10124 Torino
ITALIE

L'Harmattan Burkina Faso
1200 logements villa 96
12B2260
Ouagadougou 12

http://www.librairieharmattan.com
diffusion.harmattan@wanadoo.fr
harmattan1@wanadoo.fr

ISBN : 2-296-01456-9
EAN : 9782296014565

PRÉFACE DE L'ÉDITEUR
L'influence de l'habitude sur la faculté de penser

L'œuvre de Maine de Biran a fait l'objet de très nombreuses études depuis bien des années. Dimitri Voutsinas[1] fut le premier à écrire un ouvrage sur la psychologie de Maine de Biran et à tenter de démontrer qu'il fut le fondateur de la psychologie française. Cependant, Maine de Biran n'a presque rien publié de son vivant. Son écrit le plus connu est son mémoire sur l'*Influence de l'habitude sur la faculté de penser* paru sous forme d'ouvrage en l'an XI. C'est ce livre que nous proposons à la réédition en version *fac simile* de l'édition originale.

Dans la séance publique du 15 vendémiaire an VIII (6 octobre 1799), la classe de l'Institut national des Sciences et Arts[2] (Sciences morales et politiques) proposa pour sujet de prix la question suivante : « Déterminer l'influence de l'habitude sur la faculté de penser, ou, en d'autres termes, faire voir les effets que produit sur chacune de nos facultés intellectuelles la fréquente répétition des mêmes opérations[3]. » Aucun des manuscrits envoyés en l'an IX, dont celui de Maine de Biran

---

[1] Voutsinas, D. (1966). Maine de Biran (1766-1824), fondateur de la psychologie française. *Revue Internationale de Philosophie*, *75*, 69-89. - Voutsinas, D. (1975). *La psychologie de Maine de Biran*. Paris : SIPÉ.

[2] X. (an XI). Prix. In *Mémoires de l'Institut National des Sciences et arts. Sciences Morales et Politiques* (Tome IV, p. 11. Paris : Baudouin (Vendémiaire an XI).

[3] On voit que, pour ses sujets de prix, on se renfermait scrupuleusement dans les questions psychologiques (analyse des sensations et des idées) et qu'on donnait à la question des signes une importance toute particulière. Cette question, introduite par Condillac, et bientôt la question du langage occupèrent encore la philosophie française pendant les premières années du XIXe siècle. C'est dans ce contexte que l'on s'intéressa à la Société des sciences de l'homme au « Sauvage de l'Aveyron » qui parut une excellente occasion pour vérifier l'exactitude des théories sur l'origine des sensations et des idées.

(1766-1824)[4], n'ayant paru digne du prix[5], le même sujet fut remis au concours le 15 germinal an IX (6 avril 1801). Maine de Biran, qui avait obtenu quelques encouragements, remania son manuscrit original. La commission, composée de Cabanis, Ginguené, Réveillère Lepaux, Daunou et Destutt de Tracy, chargée par la Classe des Sciences morales et politiques d'examiner les sept mémoires qui lui avaient été adressés, fut unanime à accorder le prix au mémoire de Maine de Biran le 17 messidor an X (6 juillet 1802). Sur le conseil de ses juges, Maine de Biran publia son *Mémoire* quelques mois après son couronnement, en décembre 1802, sous le titre : « *Influence de l'habitude sur la faculté de penser*[6] ».

---

[4] Pierre-François Gontier de Biran (dit Maine de Biran) est né le 29 novembre 1766 à Bergerac (Dordogne). Après avoir étudié au sein de sa famille, il entre en 1781 chez les Doctrinaires au collège de Périgueux. En 1785, il devient garde du corps du roi et intègre la compagnie de Noailles. Il quitte Paris et l'armée en 1792. Ayant reçu à la mort de ses parents le domaine de Grateloup, il se retire dans son manoir près de Bergerac. Le 14 mai 1795, il est nommé administrateur de la Dordogne. Le 13 avril 1797, il est élu au Conseil des Cinq-cents. C'est à cette époque qu'il rencontre les idéologues au Cercle d'Auteuil. En juillet 1798, il retourne dans son domaine et commence d'intenses lectures philosophiques. Le 06 octobre 1799, l'Institut propose comme sujet de concours de déterminer l'influence de l'habitude sur la faculté de penser. Son mémoire sur *L'Influence de l'Habitude sur la Faculté de Penser* est couronné le 06 juillet 1802. En 1803, l'Institut propose un nouveau sujet de concours. Son *Mémoire sur la Décomposition de la Faculté de Penser* est couronné en 1805. Nommé par l'Empire d'abord conseiller de préfecture à Périgueux (1805) puis sous-préfet de Bergerac (1806), il poursuit son ascension politique au sein de l'administration napoléonienne les années suivantes. Le 6 août 1807, l'Académie de Berlin lui décerne une médaille pour son *Mémoire sur l'Aperception Immédiate Interne*. Le 1er juillet 1811, l'Académie de Copenhague couronne son *Mémoire sur les Rapports du Physique et du Moral chez l'Homme*. A la même époque, il commence à rédiger son ouvrage fondamental l'*Essai sur les Fondements de la Psychologie* où il essaye de fondre les trois mémoires précédents. En 1812, il s'installe à Paris pour siéger au corps législatif. Ayant été quelque peu critique face à la politique expansionniste de Napoléon, la restauration va le combler d'honneurs. C'est à cette époque que commence chez lui une société philosophique à laquelle participèrent Degérando, Ampère, Guizot, Cousin, etc. Il publie en août 1817 l'*Examen sur les Leçons de Philosophie de M. Laromiguière* et en 1919 un article sur la doctrine philosophique de Leibniz dans la *Biographie Universelle* de Michaux. Il travaillera avec ardeur sur de nombreux ouvrages, tous inachevés et non publiés de son vivant. À sa mort survenue à Paris le 20 juillet 1824, les philosophes de l'époque lui rendent un solennel hommage.

[5] Il reçut cependant les encouragements des membres du jury : Degérando, Destutt de Tracy, Garat, Laromiguière, Lebreton.

[6] Maine Biran (an XI). *Influence de l'habitude sur la faculté de penser*. Paris : Henrichs. – Pour des rééditions : Maine de Biran (1841). *Influence de l'habitude sur la faculté de penser* (Ed. V. Cousin). Tome I des Œuvres philosophiques. Paris : Ladrange. - Maine de Biran (1922). *Influence de l'habitude sur la faculté de penser* (Ed. P. Tisserand). Paris : Alcan. (réédition en 1954 aux PUF) - Maine de Biran (1987). *Mémoires sur l'influence de l'habitude* (Ed. G. Romeyer-Dherbey). Tome II des Œuvres complètes. Paris : Vrin. À propos des deux *Mémoires*, cf. Delbos, V. (1910). Les deux mémoires de Maine de Biran. *L'Année Philosophique*, *18*, 121-167.

Dans l'introduction de son livre, Maine de Biran procède à une décomposition de la pensée en ses opérations fondamentales. La faculté de recevoir les impressions est la première et la plus générale de toutes celles qui se manifestent dans l'être vivant. Il choisit donc de nommer, non pas la sensation, mais l'*impression* comme le fait primitif de la pensée. Pourquoi cela ? Parce qu'il faut distinguer dans l'impression ce qui appartient à la sensibilité et ce qui appartient à la motilité (l'activité sensitive et l'activité motrice), en un mot la *sensation* (passive) et la *perception* (active). Ce qui caractérise la sensation c'est sa passivité, contrairement à la perception qui est active. Lorsque l'individu est actif dans son impression, il fait un acte de perception. La perception est la partie de l'impression qui dérive de la faculté de se mouvoir. C'est à celle-là et à la conscience d'un mouvement volontaire que l'on doit nos connaissances et l'idée de notre moi. Ces deux forces opposées (force passive ou sensitive vs. force active ou motrice) peuvent avoir entre elles divers rapports selon le genre d'impressions sur lesquelles elles s'exercent. Dans le toucher, elles se trouvent réunies, mais faciles à distinguer. C'est au mouvement tactile que commence le sentiment que nous avons de l'existence des autres. Ce sens nous montre l'existence de la force motrice à son plus haut degré. Dans la vue, les deux forces se rencontrent encore, mais l'énergie de la faculté active est moins sensible bien qu'elle se déploie dans l'attention et s'accroît par la liaison avec l'activité tactile. Elle a encore un degré de moins dans l'ouïe, mais l'organe vocal vient à son secours pour rétablir l'équilibre. Cette force active décroît à nouveau dans le goût, puis dans l'odorat pour disparaître presque entièrement dans les sensations « pures » intérieures. Mais l'effet des impressions sur les organes n'est pas uniquement momentané ; elles y laissent des traces durables qu'il appelle des *déterminations*. Une détermination se produit quand l'organe se remet dans le même état où il était en vertu de l'action première. Puisque l'impression renferme la sensation et la perception, il doit y avoir deux sortes de déterminations : la détermination *sensitive* et la détermination *perceptive* ou *motrice*. Si la détermination motrice se renouvelle en l'absence de la cause première, il reconnaît et la *réminiscence*, faculté essentiellement active, se déploie ; l'idée est produite. Le sentiment de cet effort, dans les reproductions, peut être plus ou moins vif, il peut s'affaiblir en se répétant, il perd son énergie et l'idée n'est qu'une image ; d'où la distinction entre la mémoire et l'imagination. L'imagination sera la faculté de reproduire passivement l'idée, avec un concours très faible de la réminiscence. La mémoire sera la faculté de rappeler l'idée avec la conscience de cet effort, c'est-à-dire avec un sentiment vif de réminiscence ; elle sera donc active. L'activité réelle de la pensée commence avec le rappel des idées par les signes c'est-à-dire avec l'usage des signes volontairement associés aux impressions.

La première section est consacrée au développement des *habitudes passives*. L'auteur étudie l'influence de l'habitude : 1° sur la faculté de sentir (les sensations) ; 2° sur les mouvements (signes naturels) et les perceptions ; 3° sur l'imagination. Toutes nos impressions, quand elles sont fréquemment répétées, s'affaiblissent graduellement, à moins que l'organe soit lésé ou détruit. Mais en s'affaiblissant, les unes s'obscurcissent toujours davantage alors que les autres deviennent souvent plus distinctes. C'est que les impressions renferment à la fois sensation et perception, et tandis que la sensation s'efface, la perception s'éclaircit. Comment les sensations, les plus passives de toutes nos modifications, s'affaiblissent-elles ? Les sensations perdent graduellement, par leur répétition seule, de la vivacité qui dépend de son rapport avec le *ton naturel* des organes, qui lui-même est le résultat du principe intérieur de vie qui nous anime. Si le ton d'un organe s'élève et ressort du ton fondamental de la vie, l'individu éprouve une sensation qui est proportionnelle à l'excitation. Si l'intégrité de l'organe est menacée par cette excitation, le principe vital tend le plus souvent à abaisser le ton de l'organe excité de manière à ce que la sensation nouvelle soit intégrée harmonieusement (élevée au-dessus de ce ton naturel, la sensation nous affecte d'autant plus vivement qu'elle détermine un changement plus marqué). En appliquant cette considération générale aux divers ordres de sensations, on trouvera que celles-là doivent s'affaiblir plus rapidement dont le caractère est plus particulièrement passif.

Si toutes les facultés de l'homme étaient réduites à la sensation et à ses divers modes, l'habitude exercerait donc sur elles la plus funeste influence puisque l'être sensitif demeurerait dans un état passif de sommeil ou d'engourdissement permanent. L'habitude a pour effet de rendre plus faciles, plus précis, plus parfaits, nos mouvements et nos opérations volontaires. Tandis que la sensation répétée ne fait que s'obscurcir et s'éteindre, tout ce qui tient à l'action de nos organes moteurs se perfectionne par l'exercice, et toutes les opérations de nos sens actifs deviennent plus faciles, plus rapides, plus distinctes à mesure qu'elles sont plus souvent répétées ; ce sont elles qui concourent à rendre une impression plus distincte et produisent la perception. Maine de Biran assigne trois causes de leur perfectionnement : 1° l'affaiblissement de l'effet sensitif qui prépare la voie à la perception (dès que l'habitude affaiblit les impressions, elle commence à les mettre à la portée de la perception en les rapprochant) ; 2° la facilité et la précision croissantes des mouvements ; 3° leur association dans le centre cérébral à d'autres mouvements ou d'autres impressions qui leur servent de signes.

En devenant plus rapides et plus faciles, les perceptions distinctes peuvent se multiplier dans un instant donné ; le centre commun donnera plus d'unité aux mouvements qui leur correspondent. Ainsi les associations se préparent. D'abord les idées s'associent dans un ordre de rapport de simultanéité ; le sentiment d'effort est le pivot auquel elles se rattachent ; il en devient le signe naturel. De là le jugement par lequel nous rapportons nos sensations aux objets ; de là une foule de liaisons qui favorisent quelquefois la raison, et souvent tendent à l'égarer par l'imagination. Les idées s'associent ensuite dans l'ordre successif, et forment une chaîne, dont les anneaux représentent pour nous les notions d'effet et de cause, qui fonde la prévoyance lorsqu'elle correspond à la liaison extérieure des lois de la nature, et prépare la surprise si elle se trouve en contradiction avec elle. Toute perception est composée d'une foule de jugements d'habitude devenus rapides, faciles, et par cela même indifférents jusqu'au point d'échapper à la conscience de l'individu dans le cerveau duquel ils s'effectuent. Ces perceptions sont souvent suivies de certaines modifications plus ou moins affectives que nous nommons surprise, admiration, crainte, joie ou tristesse. Les sentiments de l'âme en général, appartiennent à la classe des affections passives ; elles s'affaiblissent donc par la répétition, et ne s'attachent qu'à la nouveauté, ne se développent guère que par l'effet de la surprise. La plus grande preuve que l'on puisse donner de l'existence de cette multitude de jugements souvent inaperçus, qui font que l'impression qui nous semble la plus simple est réellement une perception très compliquée, c'est le sentiment de surprise que nous éprouvons toutes les fois que leur liaison ordinaire se trouve dérangée dans un phénomène qui sort de l'ordre commun.

Mais la perception n'est pas un reflet des choses : notre esprit est semblable à un prisme qui dévie les rayons et les réfracte selon sa nature. La faculté de percevoir se lie immédiatement à l'imagination, et l'habitude n'influe sur les opérations des sens, qu'en les faisant concourir avec l'exercice de l'imagination. L'imagination tantôt redresse, tantôt déforme les objets. Nous ne percevons pas ce que nous voyons, mais ce que nous imaginons à propos de ce que nous voyons. Les habitudes de l'imagination l'emportent sur celle des sens.

La seconde section est consacrée au développement des *habitudes actives* qui sont liées à l'usage progressif de la réflexion. L'activité réelle ne commence qu'avec l'exercice volontaire et réfléchi des signes[7] associés aux impressions. Les habitudes actives consistent par conséquent dans la répétition des opérations fondées sur l'usage des signes volontaires et artificiels qui servent de fondement à la mémoire. Il existe différentes fonctions des signes, et autant de modes parallèles dans l'exercice de la faculté qui consiste à les rappeler. De là la distinction entre trois espèces de mémoires : la mémoire mécanique, la mémoire représentative et la mémoire sensitive.

Si les signes sont absolument vides d'idées, ou séparés de tout effet représentatif, de quelque cause que provienne cette isolation, le rappel n'est qu'une répétition simple de mouvements articulés, comme dans l'apprentissage par cœur ; c'est la faculté de *mémoire mécanique*. Elle est mécanique car elle repose sur les signes qu'un long exercice a changé en un jeu involontaire, en une espèce d'automatisme ; elle enchaîne la pensée plutôt qu'elle ne la favorise.

La nuance qui sépare la mémoire mécanique de la *mémoire sensitive* est parfois difficile à saisir. Le signe exprime-t-il une modification affective, un sentiment, ou encore une image fantastique quelconque, un concept vague, incertain, qui ne puisse être ramené aux impressions des sens (source commune de toute idée, de toute notion réelle), et, qui, par là même, jouisse d'une propriété plus excitative, le

---

[7] Pierre Tisserand (1954) souligne que : « Maine de Biran distingue deux espèces de signes naturels. Toute impression, même purement sensitive, associée par l'habitude à d'autres impressions, en devient le signe, et réciproquement ; par exemple, une odeur peut devenir le signe naturel d'une saveur. De tels signes mettent en jeu l'imagination, leur effet est machinal et forcé : ils ne dépendent pas de la volonté. L'autre espèce de signes naturels est constituée par les mouvements volontaires que la nature a associés dès l'origine aux impressions sensibles ; ils constituent la perception, c'est-à-dire une sorte de connaissance… L'habitude (…) fait disparaître graduellement la conscience de l'impression de l'effort ; elle rend de plus en plus faciles et par suite insensibles ces signes volontaires qui servent de fondement à la mémoire, de telle sorte qu'elle les rapproche des signes passifs de l'imagination. » In Introduction (pp. XLVII-XLVIII) à Maine de Biran (1954). *Influence de l'habitude sur la faculté de penser* (Ed. P. Tisserand). Paris : PUF.

rappel du signe, considéré sous ce dernier rapport, appartiendra à la mémoire sensitive.

La dernière est la *mémoire représentative* ; celle-là seule nous instruit véritablement. La mémoire est représentative dans les cas uniques où l'association régulièrement formée avec des perceptions distinctes donne aux signes le pouvoir infaillible d'évoquer les idées ou images. Dans ce cas on a une suite de signes et d'idées, tissés ensemble dans la même chaîne ; le rappel est plus prompt, plus assuré, plus facile et plus fidèle ; c'est la seule mémoire utile, base unique de l'intelligence humaine.

Ces trois facultés ne sont que trois modes d'application de la même force motrice qui rappelle ; mais elles diffèrent essentiellement, tant par la nature des objets et, pour ainsi dire, des matériaux sur lesquels elles s'exercent, que par les habitudes très remarquables que leur exercice répété peut faire contracter à l'organe de la pensée ; c'est ce que Maine de Biran s'est proposé de rechercher. Mais au-delà, à mesure que nos connaissances se multiplient, les signes en prennent la place ; à mesure que nos suites de jugements que sont les raisonnements se répètent, les signes en résument le résultat. Les habitudes du langage tendent à substituer des jugements mécaniques aux jugements réfléchis ; elles transforment les suites de jugements réfléchis, soit en facilitant les opérations intermédiaires, soit même en les annulant et en n'en laissant subsister que le résultat. Ce que la pensée gagne en vitesse, elle le perd en profondeur. Par conséquent, l'esprit doit faire constamment l'effort pour diriger ses opérations et en conserver la conscience car il est sous la dépendance des habitudes passives.

En conclusion, Maine de Biran reste fidèle à l'idéologie qui peut s'élever au-dessus de la grammaire générale et pénétrer des formes extérieures de la pensée ou des signes dont elle se revêt. On peut ainsi rattacher à cette époque le nom Maine de Biran, du moins dans la première partie de son œuvre, à cette école philosophique qu'est l'idéologie. Ce premier travail d'importance est une analyse très ingénieuse et très délicate, qui atteste déjà un grand fond d'observations sur la nature humaine, et une intelligence très vive et très nette du jeu de nos facultés entre elles. Il pensait alors, comme tout idéologue, que tous les phénomènes de conscience avaient leur origine dans la sensation. Tant qu'il demeure à cette école, Biran parle couramment d'*idéologie* et de *science idéologique* pour désigner ses travaux philosophiques et psychologiques. Un second *mémoire*[8], non publié par Maine de Biran, qui traite de la décomposition de la pensée, et qui obtint aussi le prix de l'Institut en 1805, est au contraire une protestation directe contre le sensualisme. Depuis son traité sur l'habitude, son esprit s'était mûri, et les doctrines sensualistes ne lui suffisaient plus. L'activité personnelle n'y est plus une sensation transformée, mais un principe distinct et spécial qui produit des phénomènes d'une autre nature, qui réagit sur les sensations et qui s'oppose comme énergie spontanée à l'action de forces externes qui s'exercent sur lui et tendent à le modifier par les sensations qu'elles lui impriment. Le but de Biran, dans ce mémoire, est de montrer qu'il y a tout un ordre d'idées qui demeurent inexplicables, si l'on n'admet pas le fait primitif de l'aperception immédiate du *moi* par lui-même, à titre de cause. Dès qu'il eut entrevu la véritable importance de la notion de cause, il concentra toutes ses observations sur ce seul point. La volonté reprend dans la psychologie la place usurpée par des phénomènes passifs. Dans un troisième mémoire, intitulé *De l'Aperception Immédiate Interne*, couronné en 1807 par l'Académie de Berlin, on voit se développer toute cette admirable théorie de la volonté, qui devait être le dernier terme et le but des travaux de Biran, en même temps que le point de départ de la philosophie éclectique dont nous aurons à reparler dans la suite. Le terme *psychologie* apparaît vers 1807 dans une œuvre encore inédite à l'époque (*Mémoire sur les Perceptions Obscures*, T. V, p. 2), et désigne l'une des deux sciences qui embrasse l'homme, en regard de la physiologie. Il commence la rédaction de son manuscrit *Essai sur les Fondements de la Psychologie* en 1811 sans jamais aboutir à une version publiable. Vers cette époque, le mot *psychologie* est tout à fait courant sous sa plume et donne lieu à des définitions précises et à d'amples développements. C'est la science intérieure des êtres intelligents et actifs, moraux et libres ; sa méthode est l'analyse intérieure ou "*réflexion*". La psychologie est pour Biran la science des faits de conscience et la science fondatrice de tous les savoirs. La question des rapports entre la psychologie et la physiologie sera au centre du concours ouvert en 1810 par l'Académie de Copenhague (cf. *Moniteur français* du 14 mai) auquel Maine de Biran va participer victorieusement avec son dernier mémoire *Rapports du Physique et du*

[8] « Déterminer comment on doit décomposer la faculté de penser, et quelles sont les facultés élémentaires qu'on doit y reconnaître. » Concours prorogé jusqu'à la séance publique de germinal an XIII.

Moral de l'Homme couronné par l'Académie en 1811 sans nom d'auteur et édité pour la première fois en 1834 par V. Cousin. Pour Biran, les deux types de connaissances constituent deux langues intraduisibles l'une dans l'autre. Le fait de conscience est le point où la psychologie commence et où la physiologie finit. Cette réflexion sera continuée à partir de 1813 dans son manuscrit *Rapports des Sciences Naturelles avec la Psychologie* où il sort des bornes de ce qui est donné par la conscience pour se poser des questions de nature métaphysique. Mais l'œuvre fondamentale de Biran sur la psychologie restera toujours inachevée et inconnue du public avant que V. Cousin en 1834 puis en 1841, Ernest Naville en 1859 et Alexis Bertrand en 1887 commencent à faire connaître les nombreux écrits inédits du philosophe français qui sont aujourd'hui enfin complètement réunis dans ses *Œuvres Complètes* éditées depuis 1984 chez Vrin sous la direction de François Azouvi[9].

Serge NICOLAS
Professeur en histoire de la psychologie et en psychologie expérimentale
Université de Paris V - René Descartes
Directeur de *L'Année psychologique*
Institut de psychologie
Laboratoire Cognition et Comportement
CNRS – FRE 2987
71, avenue Edouard Vaillant
92774 Boulogne-Billancourt Cedex, France

[9] À qui l'on doit un excellent ouvrage : Azouvi, F. (1995). *Maine de Biran. La science de l'homme*. Paris : Vrin.

INFLUENCE
DE
L'HABITUDE
SUR
LA FACULTÉ DE PENSER.

OUVRAGE qui a remporté le prix sur cette question, proposée par la classe des sciences morales et politiques de l'Institut national :

Déterminer quelle est l'influence de l'habitude sur la faculté de penser ; ou, en d'autres termes, faire voir l'effet que produit sur chacune de nos facultés intellectuelles, la fréquente répétition des mêmes opérations.

Par P. MAINE BIRAN.

A PARIS,

Chez HENRICHS, rue de la Loi, n°. 1231.
(Ancienne Librairie de DU PONT.)

AN XI.

Quelqu'encourageans et honorables que soient les suffrages de la classe qui a décerné la couronne à ce Mémoire, j'avoue cependant que je ne me détermine à le publier, qu'avec ce sentiment de méfiance et de crainte, si naturel à un auteur qui, sans avoir éprouvé ses forces, se soumet, pour la première fois, au jugement sévère et toujours redoutable du public.

Lorsque je commençai ce Mémoire, je ne pensais pas qu'il fût destiné à voir le jour : sans viser à la gloire littéraire, je voulais seulement occuper les loisirs de ma retraite; et employer à étudier mon intérieur, le tems que les circonstances particulières où je me trouvais, jointes à une santé débile, ne me permettaient pas d'utiliser d'une autre manière.

En notant les observations que je faisais sur moi-même, je cherchais alors surtout à m'entendre avec ma propre pensée ; il me semblait n'écrire que pour moi seul. Lorsque je me déterminai ensuite à offrir le tribut de mes méditations à la société savante qui m'en avait fourni le sujet, je crus encore qu'il suffisait de me bien entendre, pour être parfaitement compris ; je négligeai des développemens inutiles pour des juges éclairés, des ornemens superflus pour des juges sévères ; je partais de principes convenus entr'eux ; je parlais une langue qui leur était familière ; j'avais donc plus rarement le besoin de démontrer ou de définir.

En adressant mon ouvrage au public, je me trouve aujourd'hui dans une situation bien moins favorable. Je ne me dissimule point tout ce que j'ai à craindre, et du dégoût presque général qu'inspirent les ouvrages de ce genre, lorsque la sévérité du sujet n'y est pas tempérée par les formes agréables du style, et de la rigueur avec laquelle on les juge, sans vouloir souvent se donner la peine nécessaire pour les entendre ; et des préventions à la mode contre ce qu'on appelle la *métaphysique*; et des préjugés de quelques savans, qui considèrent ces sortes de recherches comme inutiles, et de l'opposition des ennemis de la philosophie, qui veulent les faire considérer comme dangereuses ; enfin des critiques frivoles ou amères des uns, comme des accusations graves des autres.

Sans doute lorsqu'on a cherché la vérité de bonne foi, avec pureté d'intention, et qu'on a pour soi, outre le témoignage de sa conscience, le suffrage d'un petit nombre d'hommes sages et éclairés, on peut se consoler de toutes les oppositions ; mais peut-être valait-il mieux encore ne pas s'y exposer.

Je devais au moins me donner le tems de faire à ce Mémoire les changemens et les corrections dont il pouvait avoir besoin ; ajouter en certains endroits des développemens ou éclaircissemens nécessaires pour prévenir le danger des fausses inprétations , lui donner enfin une forme qui le mît à portée d'un plus grand nombre de lecteurs.

Sachant d'ailleurs qu'un ouvrage de ce genre est bien moins recommandable par l'exactitude de sa théorie, que par l'utilité pratique de ses applications, et convaincu d'un autre côté , que tout l'art de l'éducation consiste à former de bonnes habitudes *physiques* , *intellectuelles* et *morales* (c'est-à-dire , à modifier persévéramment l'organisation , l'esprit et le cœur de l'homme, de telle manière, qu'il se dirige ensuite vers tout ce qui est *bon* et *vrai*, avec cette nécessité, cette sorte d'instinct d'une heureuse habitude), j'avais songé à faire converger, vers ce grand but, l'application de plusieurs principes répandus dans le cours de ce Mémoire, et à lui donner ainsi tout le degré d'utilité dont la nature du sujet le rendait susceptible.

Mais en suivant ce plan, « j'allais » faire un autre ouvrage à la place » de celui que les suffrages de l'Ins- » titut venaient d'honorer; je m'in- » terdisais la faculté de le repro- » duire ensuite sous d'aussi heureux » auspices. D'ailleurs, le Mémoire » jugé par la classe, déposé en » original dans ses archives, lui » appartenait en quelque sorte, et » en le présentant comme ouvrage » couronné, il ne dépendait pas de

» moi d'en altérer la forme. » Ces représentations, qui m'ont été faites par des personnes, dont l'amitié m'est bien chère, et à l'ascendant desquelles je ne sais pas résister, jointes à l'intérêt qu'elles ont bien voulu prendre à la prompte impression de ce Mémoire, ont vaincu ma répugnance et fait taire toutes mes objections.

Si je pouvais me flatter de trouver auprès du public la même indulgence que j'ai obtenue de mes premiers juges, je pourrais alors effectuer, avec plus d'assurance, le plan que j'ai conçu ; un second travail, peut-être moins imparfait, occuperait ou charmerait encore les loisirs de ma retraite ; heureux, après l'avoir completté, de jouir de l'idée pure et consolante d'avoir été utile, d'avoir acquis peut-être quelques droits à l'estime de mes semblables, sinon par mes succès, du moins par mes efforts !

FAUTES ESSENTIELLES

A CORRIGER AVANT DE LIRE L'OUVRAGE.

Page 4, ligne 18, contrel 'agrégat, *lisez: contre l'agrégat.* — Page 12, ligne dernière de la note, de l'ame passive, *lisez: de l'ame.* — Page 74, ligne 5, de la note, enseignat, *lisez: assignât.* — Page 81, ligne 22, pour les détruire, *lisez: pour les produire.* — Page 90, ligne 5, sans, *lisez: sous.* — Page 92, ligne 21, et la sensation vive, *lisez: plus la sensation est vive.* — Page 96, ligne 18, que nous croyons, *lizez: et que nous croyons.* — Page 101, ligne 13, n'éprouver, *lisez: éprouver.* — Page 136, ligne 5, qu'il ait, *lisez: qu'il eût.* — Page 137, ligne 22, un organe, *lizez: l'organe.* — Page 157, ligne 12, si nous jugeons des propriétés, *lisez: si nous jugeons par exemple des propriétés.* — Page 170, ligne 10 de la note, effectifs, *lisez: affectifs.* — Page 173, ligne 4, prouvocation, *lisez: provocation.* — Page 196, ligne 16, qu'elle lui rend, *lisez: qu'elle le lui rend.* — Page 205, ligne 25, passagères, *lisez: passagère.* — Page 206, ligne 12, que leur donne, *lisez: qu'a pu leur donner.* — Page 217, ligne 6, sensitives, *lisez: sensible.* — Page 218, ligne 18, après ces mots *hors de nous*, *lisez: c'est ainsi encore que l'habitude nous cache l'intervention nécessaire des mouvemens vocaux, dans la distinction et le rappel de nos impressions auditives, etc.* — Page 221, ligne dernière de la note, je vais, *lisez: je veux.* — Page 237, ligne 4, et fortifier, *lisez: et la fortifier.* — Page 239, sans nous douter de sa nécessité avec la rapidité de la parole, *lisez : avec la rapidité de la parole, sans nous douter de la nécessité.* — Page 246, ligne 8, en engagerait même sa mobilité, une, etc. *lisez : enrayerait sa mobilité, comme une, etc.* — Page 249, ligne 9, les poètes; les désinences, etc. *lisez : les poètes. Les désinences*, etc. — Page 259, ligne 23, organique, *lisez : physique.* — Page 263, ligne dernière de la première note, après les mots *imagination memoire*, ajoutez *: dans le sens qu'on a coutume d'attacher à ces termes.* — Page 269, ligne 16; nous trouverons encore un etc., *lisez : nous trouverons un etc.* — Page 286, ligne 3 de la note, modes, mixtes, *lisez : modes mixtes.* — Page *ib.* ligne 7 désignées ainsi, *lisez : ainsi désignés.* — Page 305, ligne 1, porte, *lisez : porter.* — Page 306, lignes 1 et 2, l'accoutume, *lisez : l'accoutumer.* — Page 356, ligne 6, moyen, *lisez : noyau.* — Page 367, ligne 20 de la note, d'un fibre, *lisez : d'une fibre.* — Page 343, ligne 4, développer, *lisez* : envelopper.

N. B. J'ai besoin de prévenir le lecteur que plusieurs des notes répandues dans cet ouvrage, et surtout celles où je parle des savans, dont j'ai quelquefois emprunté les idées, n'ont été ajoutées que pendant l'impression du mémoire, et après le jugement de l'Institut.

INFLUENCE DE L'HABITUDE SUR LA FACULTÉ DE PENSER.

INTRODUCTION.

Nul ne réfléchit l'habitude, a dit un homme célèbre (Mirabeau, Conseils à un jeune prince, etc.); rien de plus vrai ni de mieux exprimé que cette courte sentence. La *réflexion*, au physique comme au moral, demande un point d'appui, une résistance: or l'effet le plus général de l'habitude est d'enlever toute résistance, de détruire tout frottement; c'est comme une pente où l'on glisse sans s'en apercevoir, sans y songer.

Réfléchir l'habitude!... et qu'est-ce qui peut ou veut faire cette première réflexion? Comment soupçonner quelque mystère dans ce que l'on a toujours vu, fait ou senti? De quoi s'enquérir, douter, s'étonner? Les graves tombent, le mouvemnt se communique; les astres roulent sur nos têtes ; la nature étale à nos yeux ses plus grands phénomènes : quel sujet d'admiration, quel objet de connaissance peut-il y avoir dans des choses aussi familières ? Et notre existence ? les phénomènes de la sensibilité, de la pensée ? cette foule de modifications qui se succèdent, d'opérations qui se répètent et se cumulent depuis l'origine ? ce *moi*, qui s'échappe à lui-même dans la *prétendue* simplicité, et la facilité extrême de ses propres actes, qui se fuit sans cesse et se porte par-tout ?... comment *réfléchir* ses habitudes, les plus intimes et les plus profondes de toutes ?

La première *réflexion* est en tout le pas le plus difficile : il n'appartient qu'au génie de le franchir. Dès que le grand homme qui sait s'*étonner* le premier, porte ses regards hors de lui, le voile de l'habitude tombe ; il se trouve en présence de la nature, l'interroge librement, et recueille ses réponses ; mais, s'il veut concentrer sa vue sur lui-même, il demeure toujours en présence de l'habitude, qui continue à voiler la composition et le nombre de ses produits, comme elle dérobait auparavant jusqu'à leur existence.

Le premier coup-d'œil que nous jetons sur notre intérieur ne nous découvre en effet, pour ainsi dire, que des masses : c'est l'image du chaos; tous les élémens sont confondus; impressions, mouvemens, opérations, ce qui vient du dehors, ce qui est propre à l'individu, tout se mêle, se combine en un seul produit résultant, infiniment complexe, et que l'habitude nous fait juger ou sentir comme s'il était simple. Point d'origine, de génération, ni de succession; c'est un cercle qui roule sur lui-même avec une extrême rapidité; on n'en distingue pas les points, on sait à peine s'il roule

Lorsqu'une première réflexion a découvert un composé, et qu'un commencement d'analyse en a détaché les parties les plus grossières, cette analyse s'arrête encore à des masses, comme aux derniers termes de décomposition possible; veut-elle avancer, elle trouve toujours dans l'habitude même plus de résistance, plus de prestiges et d'erreurs.

Ce fut donc la même cause qui, dans l'ordre des connaissances humaines, assigna le dernier rang à la science de nos idées, et dans cette science même , à la découverte de ses premiers et véritables élémens. Ainsi l'artifice du raisonnement était connu , ses diverses formes analysées , ses méthodes pratiquées avec succès dans plusieurs genres, tandis que les produits immédiats de la sensibilité , les plus simples résultats de l'exercice des sens , l'origine évidente de toute faculté , demeuraient oubliés , inaperçus , et voilés par leur simplicité , leur familiarité même ; tant il est vrai que la lenteur et la difficulté de nos connaissances , se proportionnent presque toujours à la proximité , à l'intimité de leurs objets , à la fréquence ou à la continuité des impressions qu'ils nous occasionnent.

L'analyse avait peut-être *usé* déja son instrument propre contrel 'agrégat de l'habitude , lorsqu'elle songea heureusement à l'atteindre par une voie opposée comme le chimiste forme de toutes pièces , par la puissance de son art , un mixte semblable à celui qu'il ne pouvait dissoudre , mais dont il *soupçonnait* les élémens ; des métaphysiciens observateurs , remontant d'abord jusqu'à des suppositions ou des faits premiers très-simples, et placés hors de la sphère de l'habitude, entreprirent de récomposer ou d'imiter ses produits pour les connaître. A mesure qu'ils combinaient les élémens de leur création, ils comparaient les propriétés de leurs résultats hypothétiques avec les produits complexes réels, et mesuraient exactement sur leur propre ouvrage des proportions qu'ils n'auraient jamais pu reconnaître dans l'œuvre de l'habitude (1); c'est ainsi que l'on parvint vraiment à *réfléchir* cette *habitude ;* c'est ainsi que les facultés et les opérations de l'entendement se démêlèrent peu à peu, et sortirent du chaos : mais la manière détournée dont le génie fut obligé de s'y prendre prouve quelles étaient la difficulté du travail et la puissance de la cause qu'il fallait combattre.

Ils sentirent donc bien cette puissance, les premiers maîtres, qui, remontant contre

(1) La Psychologie, l'Essai analytique de *Bonnet*, le Traité des sensations, de *Condillac*, ne procèdent guère autrement; nous examinerons mieux dans le cours du mémoire, pourquoi cette marche était la seule que l'on pût adopter.

la pente de l'habitude, trouvèrent l'origine de nos facultés, l'ordre de leur génération, qu'elle avait obscurcis ou confondus; ils l'ont encore mieux appréciée, ces philosophes, qui ont agrandi le champ de la science, et pénétré plus avant dans les secrets de la pensée : toutes leurs découvertes ne sont-elles pas autant de conquêtes arrachées à l'habitude, autant de preuves de ce qu'elle peut, tant pour étendre nos facultés, perfectionner et compliquer nos opérations, que pour en voiler l'exercice? Que manque-t-il donc maintenant à la détermination précise de cette cause générale de nos progrès d'un côté, de notre aveuglement de l'autre? Qu'y a-t-il encore à découvrir sur un sujet qui a donné lieu à tant de recherches, à tant de travaux imposans? Que reste-t-il à dire enfin après les maîtres? La manière dont leur ouvrage a été commencé et continué peut nous fournir à cet égard quelques indications.

En étudiant et composant de nouveau l'entendement humain, il fallut d'abord s'assurer de la nature, du nombre et de l'espèce des matériaux qui concourent à la former : cette recherche importante et laborieuse ne permettait pas sans doute d'observer en même tems, comment, dans quel ordre et par quelle suite d'actes ces divers élémens avaient pu se réunir, quelle était, pour ainsi dire, la force d'agrégation, le degré de persistance dont chacun d'eux jouissait, soit par sa nature propre, soit par la fréquence de ses répétitions.

En s'occupant de la génération de nos facultés, les analystes se sont attachés à connaître d'abord comment elles naissaient toutes d'une première, qui se *transformait* pour les produire; mais, préoccupés de leur ordre de filiation, ils n'ont pu examiner avec assez de détail quel était le mode du développement individuel de chacune d'elles; quels étaient les effets de la répétition de leur exercice, si ces effets étaient constans ou variables; comment la *sensation* (faculté *unique* par l'hypothèse) pouvait, en se répétant, tantôt s'obscurcir, s'affaiblir, ou s'exalter, tantôt s'éclaircir, se distinguer, ou rester dans le même état; comment l'habitude pouvait être ainsi tantôt mobile de perfectionnement, tantôt principe d'altération; comment enfin l'analogie ou la contrariété de résultats, dans l'action d'une même cause, pouvait jeter un nouveau jour sur l'origine des facultés mêmes, et montrer les liens qui les unissent comme les différences qui les séparent.

L'influence que l'habitude exerce sur la faculté de penser est donc encore une question importante, susceptible d'être envisagée sous plusieurs nouveaux points de vue : pour la traiter avec toute l'exactitude desirable, peut-être faudrait-il se transporter au point d'où partirent les créateurs de la science, les suivre dans leur marche, refaire avec eux toutes ces habitudes dont se compose notre entendement, en insistant sur les diverses considérations qu'ils ont été forcés d'omettre; ce plan serait trop vaste pour ma faiblesse.

Les philosophes qui ont proposé le problême en ont mesuré l'étendue; ce sont eux-mêmes qui l'ont conduit, en quelque sorte, à son point de maturité; ils en ont fourni les *données* et préparé la solution; si celle que j'essaie d'en donner est bonne, c'est à eux qu'elle appartient; les erreurs seules, s'il y en a, viendront exclusivement de mon propre fonds.

L'énoncé de la question suppose comme connues, les *facultés* et les *opérations* de l'entendement; et en effet il faut bien connaître la nature, le nombre, la dépendance ou la subordination réciproque, soit des facultés entr'elles, soit des opérations considérées par rapport aux facultés, pour déterminer comment la répétition de l'exercice des unes peut influer sur les autres, ou les modifier. La solution est même contenue implicitement dans ces données réelles ou supposées : elle devra donc ressortir de leur discussion, et servir ensuite à leur plus grand éclaircissement; les fortifier comme principes, les confirmer ou les redresser comme hypothèses.

C'est dans cet objet que j'ai cru devoir rappeler, d'abord séparément, et réunir dans cette introduction, tout ce que j'ai puisé, soit dans les ouvrages de mes maîtres, soit dans mes propres réflexions, sur l'analyse de nos facultés intellectuelles; et comme il est bien reconnu qu'elles dérivent toutes de celle de *sentir* ou de recevoir des impressions, je vais m'attacher d'abord à démêler scrupuleusement les caractères spécifiques de ces impressions diverses, ou à étudier les différentes manières dont nous *sentons*; je déduirai de là, la distinction des facultés, et l'ordre de distribution de mes recherches ultérieures. Je demande grace pour les détails dans lesquels je vais entrer. Ils paraîtront sans doute d'abord bien minutieux, mais on jugera peut-être à la fin qu'ils n'étaient pas tout-à-fait inutiles.

[*N. B.* Avant que d'aller plus avant, j'ai encore une grace à demander au lecteur, c'est de se bien pénétrer que dans tout ce qui va suivre je n'ai d'autre vue que de rechercher et d'analyser des *effets*, tel qu'il nous est donné de les connaître, en réfléchissant d'un côté sur ce que nous éprouvons dans l'exercice de nos sens et de nos facultés diverses, et en étudiant de l'autre les conditions ou le jeu des organes d'où paraît dépendre cet exercice. J'ai voulu essayer d'unir, par certains côtés du moins, l'idéologie à la physiologie; j'étais conduit là par la nature de la question, qui appartient en même tems aux deux sciences ; j'ai pensé même que l'idéologie en général ne pouvait que gagner à cette alliance, et qu'il appartenait surtout à la physique de répandre un peu de jour sur quelques obscurités de l'être pensant ; mais, dès qu'on adopte la marche du physicien, on doit, à son exemple, ne s'occuper que du rapport et de la succession des phénomènes, en laissant derrière soi, et sous le voile qui les couvre, les causes premières, qui ne sauraient jamais devenir pour l'homme, objets de *connaissances*.

Nous ne savons rien sur la nature des *forces*. Elles ne se manifestent à nous que par leurs effets ; l'esprit humain observe ces effets ; suit le fil de leurs diverses analogies ; calcule leurs rapports, quand ils sont susceptibles de mesure : là sont les bornes de sa puissance.

Étudier seulement dans la réflexion intime et dans les résultats (connus ou supposés) du jeu des organes, ce que la métaphysique a longtems recherché dans la nature de l'ame même, c'est donc abandonner une *cause* dont nous ne connaissons que le nom, pour nous en tenir aux faits d'expérience et d'observation qui sont de notre domaine propre ; c'est appliquer directement à l'idéologie l'excellente méthode de philosopher, pratiquée avec tant de succès et dans tous les genres, par les bons esprits et les génies qui honorent notre siècle.

Les exemples de *Condillac*, de *Bonnet* surtout (1), que j'aime à citer, et qui m'a souvent servi de modèle, prouvent que l'on peut transporter la physique dans la métaphysique, sans vouloir porter atteinte à rien de ce qui est respecté et vraiment respectable; sans ébranler aucune espérance, ni attaquer aucune de ces opinions consolantes qui servent de supplément au fragile bonheur de la vie, souvent de préservatif contre le vice et d'encouragement à la vertu. Mais, comme le dit si énergiquement *Bonnet* lui-même dans sa préface de l'Essai analytique:

---

(1) Voyez ce que dit *Condillac*, particulièrement dans sa Logique, chap. 9, première part. sur la physique de la mémoire, de la conservation des idées et des habitudes; *Bonnet*, dans la Psychologie et l'Essai analytique de l'ame passive.

La vertu perdrait-elle de son prix aux yeux du philosophe, dès qu'il serait prouvé qu'elle tient à quelques fibres du cerveau?]

I. La faculté de recevoir des *impressions* (1) est la première et la plus générale de toutes celles qui se manifestent dans l'être organisé vivant.

Elle les embrasse toutes : nous n'en saurions concevoir aucune avant elle ou sans elle, et qui n'en soit plus ou moins étroitement dépendante. L'exercice de cette faculté se modifie différemment dans chaque organe, en raison, soit de sa construction particulière, soit de la nature et de la manière d'agir des objets auxquels il est approprié. Il y a donc autant de classes d'impressions, qu'il y a de sens ou d'organes capables d'en recevoir.

---

(1) J'entends par *impression*, le résultat de l'action d'un objet sur une partie animée : l'objet est la cause quelconque, externe ou interne, de l'*impression*. Ce dernier mot aura pour moi la même valeur générale que celui de *sensation*, dans l'acception ordinaire ; on verra tout-à-l'heure pourquoi j'ai substitué l'un de ces termes à l'autre.

On pourrait rapporter chacune de ces classes à des facultés particulières, (comme on dit quelquefois, en effet, la faculté de toucher, de voir, d'entendre etc.) et l'on serait peut-être d'autant mieux fondé dans cette distinction des facultés, qu'il y a plusieurs opérations qui ne dépendent quelquefois que de l'exercice d'un sens isolé, ou de deux réunis, sans avoir rien de commun avec les autres qui ont aussi leurs opérations particulières, essentiellement distinctes; (les opérations de l'*instinct*, par exemple, ne se rapportent point aux mêmes organes que celles de la connaissance;) mais les métaphysiciens n'examinant dans les organes que la propriété commune de recevoir des impressions, et dans l'individu celle d'en être affecté ou modifié, comprirent tous les résultats quelconques de l'exercice des sens, sous le nom générique de *sensations* ; et la faculté de *recevoir* ou d'éprouver des sensations fut appelée faculté de sentir, ou *sensibilité physique*.

Ce mot *sentir* a été étendu par la suite, à tout ce que nous pouvons éprouver, apercevoir ou connaître, en nous ou hors de nous, par l'action des objets externes, comme indépendamment de cette action, en sorte qu'il est devenu synonyme de cet autre mot *conscience*, employé par les premiers métaphysiciens, pour désigner cette sorte de vue intérieure par laquelle l'individu aperçoit ce qui se passe en lui-même.

Observons que l'expression *sentir*, en prenant cette généralité d'acception, n'en a pas moins conservé sa valeur propre et vulgaire qui s'applique spécialement aux modifications affectives, et de là résultent souvent des doubles emplois du même mot (1),

---

(1) En vertu de l'extension donnée à ce mot, on dirait également : je *sens* que je meus, que j'agis, que je raisonne, etc. Je *sens* que je *sens* : ici il est bien évident que les deux *je sens*, accolés l'un à l'autre, n'ont point la même signification ; le dernier exprimant la modification simple du plaisir ou de la douleur, tandis que l'autre désigne cet acte par lequel je me sépare en quelque sorte de ma modification, je reconnais mon *moi* comme existant hors d'elle ; mais, si cette modification était seule, je serais entièrement identifié avec elle ; je *sentirais* dans toute la force du terme, et cependant il n'y aurait aucun fondement au premier *je sens*, qui est l'expression d'un jugement.

et peut-être un certain louche qui se répand sur les premiers principes de la science.

Si l'on se sert en effet du même terme *sensation* pour exprimer tantôt une simple modification affective, tantôt un produit

---

Je sais que les analystes ne s'y trompent point, et qu'ils distinguent très-bien d'ailleurs les classes de phénomènes qu'ils rapportent à la sensibilité ou faculté de sentir ; mais pourquoi ne pas consacrer ces distinctions si essentielles par le langage même ? Sans doute il était nécessaire, dans le principe, de rappeler continuellement que la sensation était l'origine commune de nos facultés ; il fallait forcer la pensée à ne jamais perdre de vue cette origine, surtout dans ces excursions lointaines, où elle est si sujette à l'oublier : mais nous n'en sommes plus aux premiers pas ; nous ne pouvons plus aujourd'hui reconnaître d'opérations ni de facultés antérieures à l'action des sens, indépendantes du jeu quelconque des organes : ce point essentiel convenu et bien arrêté, ne craignons pas de noter, par des signes différens, des phénomènes, qui, pour se rallier à la même source, n'en sont pas moins distincts entr'eux. Apportons toute la clarté, toute la précision possibles dans les principes comme dans la langue ; et ôtons des armes aux ennemis encore trop nombreux de la science idéologique.

composé

composé d'une impression, d'un mouvement, d'une opération etc., n'est-il pas à craindre que l'identité d'expression ne détermine souvent à confondre des choses tout-à-fait différentes, et ne serve à confirmer des illusions auxquelles nous sommes déja assez enclins ?

Si l'on réunit sous un terme unique les divers produits de l'action de nos organes, avant d'avoir bien déterminé les caractères spécifiques de chacun d'eux, comment distinguera-t-on ensuite les opérations ultérieures de la pensée qui ne peuvent se fonder que sur la différence de ces produits ? c'est ce dernier motif surtout qui m'a engagé à entreprendre une analyse un peu détaillée des impressions de nos sens, et à les ranger dans deux classes séparées.

II. Je distingue toutes nos impressions en *actives* et *passives*. Pour prévenir toutes les difficultés auxquelles ces vieilles dénominations pourraient donner lieu, voici d'abord sur quoi je fonde ma distinction :

Que j'éprouve une douleur ou un chatouillement dans quelque partie interne du corps, et en général un sentiment de bien ou mal-être, que je sois dans une température chaude ou froide, qu'une odeur agréable ou fâcheuse me poursuive, je dis que je *sens*, que je suis modifié d'une certaine manière ; il m'est évident que je n'exerce aucun pouvoir sur ma modification, que je n'ai aucun moyen disponible de l'interrompre ou de la changer; je dis donc encore que je suis ou que je me sens dans un état *passif*. Je puis bien savoir par le raisonnement, que ce que j'éprouve n'est point un résultat mécanique de l'action exercée sur mes organes, ou d'une simple communication de mouvemens soumise à des lois nécessaires, fixes, invariables, comme dans le choc de corps à corps; qu'il y a une action réelle et propre à l'organe sensitif qui se dirige lui-même suivant des lois particulières, et donne le *ton* plutôt qu'il ne le reçoit... Mais ce jeu purement interne, s'exécute en moi sans moi, et en n'envisageant le phénomène que dans la conscience que j'en ai, il me paraît que je ne serais pas autrement modifié, quand même mes organes seraient passivement soumis à l'impulsion qui les remue. S'il y a donc, comme on n'en saurait douter, une activité *sensitive*, je la distinguerai de l'activité *motrice* à laquelle je donnerai exclusivement ce nom, parce qu'elle se manifeste à mon sens intime avec la plus grande clarté.

Que je meuve en effet un de mes membres, ou que je me transporte d'un lieu à un autre, en faisant abstraction de toute autre impression que celle qui résulte de mon propre mouvement, je suis modifié d'une manière bien différente que dans le cas précédent : d'abord, c'est bien *moi* qui crée ma modification, je puis la commencer, la suspendre, la varier de toutes les manières, et la conscience que j'ai de mon activité, est pour moi d'une évidence égale à la modification même.

Lorsque je suis borné aux sensations purement *affectives*, si l'une devient assez vive pour occuper toute ma faculté de sentir, je m'identifie avec elle ; je n'en sépare pas mon existence, il me semble que mon *moi* est concentré dans un point, le tems et l'espace ont disparu, je ne distingue, je ne compare rien.

Lorsque je me meus, mon être s'étend

au dehors; mais toujours présent à lui-même, il se retrouve, se saisit successivement ou à la fois, dans plusieurs points; chaque mouvement, chaque pas fait, est une modification très-distincte qui m'affecte doublement, et par elle-même, et par l'acte qui la détermine; c'est *moi* qui meus, ou qui *veux* mouvoir, et c'est encore *moi* qui suis mu. Voilà bien les deux termes du rapport nécessaires pour fonder ce premier jugement simple de personnalité *je suis*. Je ne crois pas qu'on pût retrouver le même fondement dans les impressions absolument passives, mais ce point délicat pourra s'éclaircir ailleurs, autant du moins qu'il en est susceptible.

Nous pouvons déja commencer à apercevoir que l'activité, comme la distinction du *moi* et de ses manières d'être, se rattache immédiatement à la faculté de mouvoir, (1) qui doit être distinguée de celle de

(1) Le citoyen *Deśtut-Tracy* est le premier qui ait clairement rattaché l'origine de la connaissance, de la distinction de nos manières d'être entr'elles, et du moi qui les éprouve, du jugement enfin d'*existence*

sentir, comme on distingue un rameau principal du tronc de l'arbre, ou plutôt deux arbres jumeaux qui se tiennent et se confondent dans la même souche (1).

---

réelle et de tous les autres jugemens qui en dérivent, à la faculté de mouvoir, ou à la *motilité* volontaire. (Voyez les Mémoires de la classe des sciences morales et politiques, 1er. vol. an 4, et surtout les Elémens d'idéologie que je regrette d'avoir connus trop tard, et lorsque mon mémoire était presqu'entièrement terminé). Je n'ai guère fait que développer les premières idées de ce philosophe estimable, en cherchant dans les impressions et le jeu de chaque organe en particulier, les effets de cette cause ou faculté motrice, dont il avait déja apprécié l'influence générale dans la formation de nos idées, et la génération de nos connaissances.

(1) Quoique les physiologistes reconnaissent bien aujourd'hui l'identité d'origine ou l'*unité* primordiale des deux forces sensitive et motrice, ils n'en distinguent pas moins soigneusement les produits de ces deux forces, dans les phénomènes de l'organisation auxquels elles concourent. Il m'a semblé qu'en introduisant la même distinction dans l'analyse philosophique, on pouvait dissiper beaucoup de vague, et présenter les phénomènes de la pensée sous un point de vue plus lumineux; la suite de ce mémoire fera voir si je me suis trompé.

Mais telle est la nature de notre organisation; telle est la correspondance immédiate, la connection intime qui existe entre les deux facultés de sentir et de mouvoir, qu'il n'y a presque aucune impression qui ne résulte de leur concours mutuel, et qui ne soit par conséquent active sous un rapport, et passive sous un autre.

Otez la modification particulière qui résulte de l'exercice de notre loco-mobilité, et celles que nous éprouvons dans les affections insolites des organes internes, nous trouverons que toutes les autres impressions de nos sens, ont un caractère mixte, et que l'action sensitive et motrice, le sentiment et le mouvement, s'y trouvent combinés, dans des proportions très-différentes, il est vrai, puisque tantôt l'un prédomine sur l'autre, tantôt il lui est subordonné à son tour, tantôt enfin ils paraissent conserver entr'eux le plus parfait équilibre.

Lorsque le sentiment prédomine jusqu'à un certain point, le mouvement qui concourt avec lui est comme nul, puisque l'individu n'en a point conscience, et l'impression demeure passive. Je conserverai à toutes celles de ce genre le nom de *sensations*. Si le mouvement prend le dessus, et en quelque sorte l'initiative, ou même s'il est avec la sensibilité dans un degré d'équilibre tel qu'il n'en soit point éclipsé, l'individu est actif dans son impression, il aperçoit la part qu'il y prend, la distingue de lui-même, peut la comparer avec d'autres, etc. J'appellerai *perception* toute impression qui aura ces caractères.

Examinons maintenant, dans l'exercice de chacun de nos sens, quelle est pour ainsi dire la part du sentiment et celle du mouvement.

1°. L'organe du tact nous offre d'abord les deux facultés parfaitement réunies, mais faciles à reconnaître, à distinguer.

Que l'on applique sur ma main un corps dont la surface soit hérissée d'aspérités, ou polie, d'une chaleur douce ou d'un froid piquant, etc., tant que le contact dure, j'éprouve dans cet organe une impression agréable ou douloureuse, qu'il n'est point en mon pouvoir d'augmenter, de diminuer ni de suspendre en aucune manière : voilà la part du sentiment; et quand même la faculté motrice serait paralysée, il s'exercerait de la même manière. C'est à des sensations de ce genre que le tact serait borné, s'il n'était pas doué de mobilité, et dans ce cas, il serait bien inférieur à plusieurs autres parties du corps recouvertes par la peau, mais dont la sensibilité est bien plus délicate, plus exquise.

Dans ces impressions passives, toujours assez confuses, et dont il m'est très-difficile de démêler les degrés, les nuances fugitives, (même dans mon état actuel et avec toute mon expérience acquise), je ne vois rien qui pût faire distinguer le *moi* de ses modifications, ni ses modifications entr'elles, si elles étaient seules.

Si le corps est abandonné sur ma main, en lui supposant un certain poids, il m'occasionne une modification d'un genre bien différent; je sens ma main poussée en bas et entraînée par une force opposée à la mienne; assurément ce qui pousse ma main, ou qui contraint le mouvement qui tend à élever ou à retenir mon bras, n'est pas le *moi* qui agit pour le retenir ou l'élever; quand je serais réduit à cette seule impression, je saurais qu'il y a quelque chose hors de moi que je distingue, que je compare, et tous les sophismes de l'idéaliste ne sauraient ébranler cette conviction.

Le corps étant toujours sur ma main, si je veux la fermer, pendant que mes doigts tendent à se replier sur eux-mêmes, leur mouvement est brusquement arrêté par un obstacle qu'ils pressent et qui les écarte: nouveau jugement nécessaire; *ce n'est pas moi*. Impression très-distincte de solidité, de résistance, qui se compose d'un mouvement contraint d'un *effort* que je fais, dans lequel je suis *actif*, et de plus des modifications plus ou moins affectives, correspondantes à ce que l'on appelle les qualités tactiles (de poli, de rude, de froid ou de chaud) sur lesquelles je ne puis rien.

Arrêtons-nous un instant sur cette impression d'*effort* qui naît de tout mouvement contraint : nous avons besoin de la bien connaître.

L'effort emporte nécessairement avec lui la perception d'un rapport entre l'être qui meut ou qui veut mouvoir, et un obstacle quelconque qui s'oppose à son mouvement, sans un *sujet* ou une volonté qui détermine le mouvement; sans un terme qui résiste, il n'y a point d'*effort*, et sans effort point de connaissance, point de perception d'aucune espèce.

Si l'individu ne *voulait* pas ou n'était pas déterminé à commencer de se mouvoir, il ne connaîtrait rien. Si rien ne lui résistait, il ne connaîtrait rien non plus ; il ne soupçonnerait aucune existence, il n'aurait pas même d'*idée* de la sienne propre.

Le mouvement commencé, s'il s'arrêtait à la première résistance (par exemple, si lorsqu'un corps est posé sur sa main, ses doigts, en se fermant, s'arrêtaient au plus léger contact), l'individu saurait simplement qu'il existe un obstacle; mais non point si cet obstacle est absolument impénétrable, solide, dur ou mou, etc. Ces propriétés de la matière ne peuvent se manifester à lui qu'autant qu'il *veut* continuer le mouvement, et c'est l'intensité de son effort qui en est la mesure ; presse-t-il l'obstacle de toutes ses forces, sans pouvoir fermer la main, il a un terme fixe qui lui fait connaître l'impénétrabilité, la dureté;

si l'obstacle cède plus ou moins facilement, il a la mesure de ses divers degrés de mollesse, de mobilité, etc.

L'individu ne perçoit donc le premier rapport d'existence qu'autant qu'il commence à mouvoir; et les autres rapports successifs, qu'autant qu'il veut continuer le mouvement. Mais, si nous supposons que la résistance diminue progressivement au point de devenir insensible, le dernier terme de l'effort décroissant sera la limite, et pour ainsi dire l'évanouissement de toute perception, de toute connaissance.

Ce que nous venons de dire du mouvement *contraint*, s'applique de même au mouvement *libre*; la perception de ce dernier est également dans l'effort, qui se proportionne lui-même aux divers degrés de résistance que les muscles opposent à la volonté; à mesure que l'inertie musculaire diminue, l'effort ou l'impression même du mouvement s'affaiblit et finit par disparaître; le mouvement s'exécute alors sans conscience, sans volonté.

On voit donc que l'impression d'effort est susceptible d'une multitude de nuances, depuis son *maximum* qui correspond à un obstacle invincible, impénétrable, jusqu'au dernier degré de la résistance d'un muscle. En second lieu, que tant que cette impression subsiste, il y a toujours un rapport perçu entre le moi qui veut, et l'obstacle qui résiste. Telle est l'origine et le fondement premier de tout rapport.

3°. Que l'obstacle étant fixe, l'effort dépend de la volonté, mais que la résistance diminuant jusqu'à s'évanouir, l'effort et la volonté s'évanouissent avec elle (1).

---

(1) Sans résistance, il n'y a pas d'effort ni de volonté; d'un autre côté, la résistance suppose le mouvement *volontaire*..., il semble donc que l'on tourne ici dans un cercle vicieux. Cette difficulté disparaîtra, ce me semble, si l'on fait attention que les mouvemens premiers de l'être sensible sont déterminés par *l'instinct*, force interne très-réelle, très-indépendante de toute connaissance acquise et de la *volonté* proprement dite; mais les mouvemens dont l'exécution doit être dans la suite spécialement affectée à cette volonté, ne peuvent avoir lieu par l'acte instinctif, sans que l'individu n'en soit averti par cette impression particulière, (que nous nommons *effort*,) qui doit être même plus vive dans l'origine; or, tel est le caractère de cette impression, que l'individu ne peut

Les réflexions que nous venons de faire, s'appliquent en général à tous nos organes moteurs, comme au tact considéré sous ce rapport particulier. Revenant maintenant aux impressions propres de ce sens, exa-

---

l'éprouver et la distinguer, sans sentir qu'il a en lui le pouvoir de la reproduire : c'est de la *conscience* ou du *souvenir* de ce pouvoir que naît la volonté....

Les parties qui se sont mues sans *effort* dans le principe, demeurent toujours subordonnées à l'instinct, il n'y a point de souvenirs, ni de déterminations volontaires correspoudantes à leurs propres mouvemens; ces déterminations ne peuvent en effet se former et persister que dans le centre cérébral, qui est le siège propre de la volonté, comme les organes internes le sont de l'instinct. L'appétit, ou les *desirs* vagues qui donnent à l'animal la première impulsion (et qui continuent à la lui donner dans une foule de cas), sont inséparables du sentiment; la volonté qui tend à un but, est inséparable de la perception, de l'expérience ; ce n'est qu'après plusieurs actes de l'instinct, que le cerveau contracte les déterminations nécessaires pour effectuer les mouvemens qui sont sous sa dépendance; et ce n'est qu'alors aussi que l'être sensible et moteur les *veut*, les dirige avec assurance; il ne *veut* point de même les mouvemens *vitaux*. quoiqu'il les sente quelquefois, et qu'il *desire* en conséquence.

minons comment les deux facultés de sentir et de mouvoir concourent à les produire.

Par le mouvement seul nous ne connaîtrions guères que des masses diversement résistantes ; la main décompose en quelque sorte ces masses, met à nud leurs élémens, distingue leurs propriétés, démêle leurs nuances ; c'est le premier des instrumens d'analyse, et tous ses avantages dépendent évidemment de sa construction, de la mobilité supérieure de ses parties, et de la nature même de leur sensibilité.

En vertu de leur mobilité, les doigts se replient, s'ajustent sur le solide, l'embrassent dans plusieurs points à la fois, parcourent successivement chacune de ses faces, glissent avec légèreté sur les arrêtes, et suivent leurs directions. Ainsi, la résistance unique se sépare en plusieurs impressions distinctes, la surface s'abstrait du solide, le contour de la surface, la ligne du contour ; chaque perception est complète en elle-même, et leur ensemble est parfaitement déterminé.

La sensibilité recueille à mesure les découvertes du mouvement, s'empare des nuances les plus délicates, et se les approprie; elle saisit ce filet imperceptible, ces petites éminences, ces saillies, qui disparaissaient dans la résistance totale ou dans la rapidité de la course, et dessine exactement ce que l'organe moteur ne pourrait pour ainsi dire qu'ébaucher, si on le supposait calleux à l'extérieur. C'est ainsi, en effet, que l'aveugle géomètre doit la netteté et le nombre des perceptions qu'il se forme des modes de l'étendue figurée, autant à la délicatesse de sentiment des houppes nerveuses, qu'à l'agilité et à la flexibilité de ses doigts.

L'extrême division et le nombre prodigieux de filets nerveux qui animent les muscles de l'organe tactile, n'ont-ils pas d'ailleurs également pour fin, la distinction, la précision des mouvemens, et la variété, la délicatesse des sensations? tous ces caractères ne se rallient-ils pas à la même condition organique, fondamentale? Des nerfs très-divisés doivent admettre des ébranlemens moins confus, transmettre à l'organe cérébral des *avertissemens* plus *détaillés;* si ces nerfs sont recouverts d'une enveloppe propre à modérer leur sensibilité, sans l'obscurcir, le contact approprié à ce mode de sensibilité ne l'excitera point assez vivement pour distraire les produits de l'action motrice qui concourt aux mêmes opérations : ainsi, les deux fonctions de l'organe seront entr'elles dans ce degré d'équilibre qui favorise et détermine toute perception distincte.

Observons, à l'appui de ce qui précède, que si la sensibilité devient prédominante, si les qualités tactiles chatouillent, irritent ou repoussent trop vivement les extrémités nerveuses, l'action volontaire, l'effort s'obscurcit, la modification affective reste seule, et la perception des formes, confuse dans le sens, est irrévocable ensuite dans le souvenir.

Ce n'est donc que comme organe mobile que le tact contribue essentiellement à mettre l'individu en communication avec la nature extérieure; c'est parce qu'il réunit les deux facultés dans la proportion la plus exacte, qu'il est susceptible d'impressions si nettes, si détaillées, si persistantes; c'est à ce titre enfin qu'il ouvre la carrière à l'intelligence, et lui fournit ses plus solides matériaux (1).

---

(1) La trompe de l'éléphant remplit à-peu-près les mêmes fonctions que la main de l'homme ; la mobilité et la sensibilité s'y trouvent également réunies dans un degré parfait ; aussi n'est-il point douteux, comme l'a remarqué *Buffon*, que ce ne soit à cet organe que l'éléphant doive les caractères d'intelligence qui le distinguent. En comparant les facultés des diverses espèces d'animaux, il ne serait peut être pas difficile de prouver qu'elles se proportionnent bien moins au nombre et à la finesse des sens, qu'à l'activité et à la perfection des organes moteurs ; moins à l'énergie et à la délicatesse propres de la sensibilité, qu'à la correspondance prompte, à l'équilibre constant qu'elle entretient avec la motilité, soit dans quelques organes particuliers, soit dans l'ensemble de l'organisation ; ce qui suppose toujours un centre commun, qui sert de point d'appui aux deux forces, ou qui réunit, combine leurs produits, et les échange, pour ainsi dire les uns dans les autres.

En suivant ainsi tous les degrés de l'échelle, depuis l'homme jusqu'au polype, on trouverait que les facultés des êtres organisés se balancent d'une manière prodigieusement variée entre le sentiment et le mouvement, sans qu'aucune espèce les réunisse dans ce degré proportionnel, qui est si favorable au développement de l'intelligence. Les uns nous offrent

On a coutume de comparer les diverses impressions de nos sens à celles du tact proprement dit. Toutes nos *sensations*, dit-on,

---

en effet l'image d'un mouvement perpétuel, qui fait la base de leur existence ; d'autres, éminemment sensibles, s'irritent au plus léger contact, mais sont privés de tout mouvement progressif ; ailleurs le sentiment est aussi obtus que le mouvement est inerte. Par-tout des mouvemens brusques sont subordonnés à des appétits véhémens, dont la satisfaction entraîne après elle l'engourdissement et l'inertie. Nous observons dans l'organisation des variétés parallèles et correspondantes. Ici, c'est une pulpe sentante, uniformément répandue ; tout est sens : là, des enveloppes dures, écailleuses recouvrent les parties sensibles ; les os sont par dessus la chair ; le cerveau, quelquefois nul et imperceptible, est toujours plus ou moins disproportionné à la masse du corps ; plusieurs ganglions égaux, ou des troncs de nerfs très-volumineux, en tiennent lieu, ou en remplissent les fonctions. L'extrême subdivision des nerfs dans l'homme, la proportion et la répartition admirable des organes sensibles et moteurs, la perfection des derniers (surtout de la main et de l'instrument vocal), la correspondance qu'ils ont dans un centre unique, qui se trouve construit sur un plan si particulier ; voilà, sans doute. le fondement ou les conditions de la prééminence humaine.

ne sont qu'une espèce de *toucher* , et cela est très-vrai, si l'on n'a égard qu'à la fonction sensitive ou passive; mais, sous le rapport de l'activité, du mouvement, aucun autre organe ne supporte le parrallèle; seulement , en proportion de leur *mobilité*, ils sont plus ou moins capables de correspondre ou de s'entendre avec le tact, de profiter de ses avertissemens, et d'y associer leurs impressions. C'est ce que nous allons voir dans une analyse rapide de ces sens.

L'organe de la vue est celui qui est doué de la sensibilité la plus délicate, il est exposé presque à nud au contact de la lumière. Les fibrilles de la rétine, dans un état de division que la pensée, sans doute, ne saurait atteindre, sont appropriées à la ténuité du fluide qui les frappe. Les couleurs et toutes leurs nuances semblent se dessiner sur la toile sensible, comme avec le pinceau le plus fin, le plus léger : tout paraît disposé pour transmettre immédiatement au centre cérébral, des impressions distinctes, qui semblent même, par leur nature, être les mobiles propres de son activité.

Cependant il est difficile de dire dans quelles bornes étroites les fonctious de la vue se trouveraient circonscrites, si nous faisious abstraction de la mobilité particulière de cet organe, et surtout de son association, de sa correspondance intime avec le tact.

L'impression visuelle, ou du moins son complément, dépend de l'activité motrice qui y concourt, qui la prépare; c'est par une action proprement musculaire, et avec un effort très-perceptible, sans doute, dans l'origine, que l'œil se fixe, se dirige, s'ouvre plus ou moins, raccourcit ou alonge son diamètre pour faire converger les rayons au point convenable, tempérer leur vivacité ou suppléer à leur faiblesse, qu'il exécute enfin cette multitude de mouvemens nécessaires pour saisir les objets, en démêler les nuances, s'approprier ces figures, que le tact premier en exercice, supérieur en mobilité, analyse pour lui, et avec lui.

Mais les produits de cette activité propre, et très-marquée dans l'organe de la vue, seraient-ils nuls s'ils étaient isolés? quand l'individu ouvre ou ferme ses yeux, il crée ou anéantit ses modifications, et peut les varier de plusieurs manières.

Nous ne savons point jusqu'où pourraient-être poussées ces expériences, ni quels en seraient les résultats; mais n'y aurait-il pas au moins des couleurs distinguées les unes des autres? un *moi* agissant, distinct des modifications qu'il concourt à se donner, un effort perçu dont le sujet et le terme ne peuvent se confondre? Cela suffit, ce me semble, pour détruire le parallèle que l'on a fait quelquefois entre les impressions propres de la vue et celle des sens passifs: si l'on pouvait supposer un individu borné à ces premières impressions, il ferait plus que *sentir*, il percevrait, parce qu'il mouvrait.

C'est uniquement à cause de sa mobilité que l'œil soutient des rapports aussi intimes avec le tact (1), et lui associe si étroitement ses opérations: or, il est incontestable, dans toutes les hypothèses, que cette

(1) Comment les mains pourraient-elles dire aux yeux: *faites comme nous*, si les yeux étaient immobiles? (*Voyez le Traité des Sensations de Condillac*).

alliance doit changer le caractère propre des impressions visuelles, accroître leur activité, leur persistance, rendre le jugement bien plus fixe, l'effort bien plus distinct, puisque la résistance extérieure s'y trouve substituée à la simple résistance musculaire, ou coïncide avec elle, dans le principe.

Ceci nous engage à faire une remarque essentielle qui va bientôt trouver son application : c'est qu'un organe peu mobile, qui, s'il était isolé, ne comporterait que des impressions plus ou moins passives et confuses, peut acquérir l'activité qui lui manque, par son association ou sa correspondance avec un organe supérieur en mobilité.

Du reste, nous pouvons appliquer à la vue presque tout ce que nous avons dit du tact. Dans l'état naturel et dans l'exercice ordinaire de l'organe, les deux fonctions sensitive et motrice se correspondent et s'équilibrent sans se troubler; mais si, par la manière d'agir de l'objet ou les dispositions du sens, l'impression devenait trop vive, l'effet affectif serait seul ou dominant, et l'individu ne percevrait plus.

3°. Les ondulations communiquées par le corps sonore, soit à l'air, soit peut-être à un fluide plus subtil, se transmettent d'abord à l'organe auditif, et par lui (ou même quelquefois sans cet intermédiaire) (1), ébranlent plus ou moins le système nerveux; plus celui-ci est délicat et mobile, plus les impressions ont de force affective; plus l'individu est passif en les recevant, moins elles sont distinctes.

On voit des personnes très-sensibles qui ne sont affectées par les suites de sons, que comme par un bruit incommode. Il est aussi des timbres d'instrumens, tels que l'*harmonica*, qui sont éminemment excitatifs de la *sensation*, et plus on en *sent* vivement les effets, moins on les *perçoit*.

---

(1) On a vu des hommes absolument sourds être saisis d'un tremblement général, lorsqu'on jouait à leurs côtés de quelqu'instrument : *Boërhaave* en cite un exemple. Les nouveaux-nés sont affectés, et trémoussent au moindre bruit. Certains animaux ne peuvent entendre des sons sans pousser des cris aigus. Ces exemples prouvent, qu'en considérant les sons sous le rapport purement affectif, l'oreille et l'organe cérébral n'en sont point exclusivement le siège.

Pour que les sons puissent être distingués, il faut d'abord, sans doute, que les vibrations soient communiquées avec un degré modéré de force dans un certain ordre, suivant certaines proportions déterminées aux fibres de la lame spirale, dont la structure paraît bien éminemment appropriée à la distinction des suites harmoniques, ou mélodieuses.

Mais cette distinction se rapporte-t-elle uniquement à la sensibilité de l'organe ou à ses fonctions passives ? Les remarques précédentes nous prouvent le contraire : d'ailleurs, pour bien entendre, il faut *écouter :* or qu'est-ce qu'écouter ? sinon déployer une action sur les muscles destinés à communiquer divers degrés de tension à la membrane du tympan, etc. Il est vrai qu'ici l'effort est devenu imperceptible, que le jeu et l'appareil du mouvement étant tout-à-fait internes, ne se manifestent point comme termes de la volonté ; que l'oreille étant dans l'homme extérieurement immobile, ouverte à toutes les impressions, sans moyen direct de s'y soustraire ou de les modérer, paraît être un organe d'autant plus passif, que sa sensibilité est plus prédominante. Mais la nature même a pris soin de suppléer à ces défauts; elle a ramené l'équilibre, en associant, de la manière la plus intime, ses impressions passives au jeu d'un organe essentiellement moteur.

Les sons transmis à l'ouïe, et par elle au centre cérébral, ne déterminent pas seulement l'action de ses muscles propres, mais encore (et par l'effet d'une sympathie qui ne nous frappe point, tant elle est intime et habituelle) les mouvemens de l'organe vocal qui les répète, les imite, les réfléchit, pour ainsi dire, vers leur source, et fait ainsi rentrer ces modifications fugitives dans la sphère d'activé de l'individu, les y fixe, les y incorpore (1).

---

(1) Dans le moment même où j'écrivais ceci, il m'est tombé dans les mains une brochure intitulée : *Notice historique sur le Sauvage de l'Aveyron*, publiée en l'an VIII, par le cit. *Bonaterre*, (professeur de gram. gén.). J'y vois avec grand plaisir mon opinion confirmée dans le passage suivant. « Quelques personnes » ont cru qu'il (le sauvage de l'Aveyron) était sourd,

Lorsque nous percevons des sons (et nous les percevons toujours d'autant plus distinctement, qu'ils ont plus de rapport avec ceux que nous pouvons rendre, imiter ou articuler nous-mêmes) l'instrument vocal contracte donc des déterminations parallèles à celles de l'ouïe, et se monte, pour ainsi dire, au même ton : en entendant chanter ou parler, nous chantons, nous parlons tout bas; c'est un instinct d'imitation encore plus marqué ici que dans aucun autre

---

» parce qu'on ne le voit ni se retourner, ni ré» pondre aux cris et aux questions qu'on lui adresse; » mais, avec un peu de *reflexion*, on conçoit que » son oreille, quoique parfaitement conformée, lui » est cependant beaucoup moins utile par le défaut « de la parole, qui, dans l'homme, est une *dépen-» dance de celui de l'ouïe*, un organe de communi» cation, *un organe enfin qui rend ce sens actif*; au lieu » que dans l'individu dont il s'agit ici, ce sens *est « presqu'entièrement passif, n'étant point lié avec le lan« gage.* » Il faut être solitaire comme je le suis, se méfier de soi-même comme je le fais (par instinct, par tempérament, et sans doute avec raison), pour concevoir la jouissance que l'on éprouve, quand on se trouve aussi formellement d'accord avec les maîtres, et qu'on peut s'appuyer de leur témoignage.

mouvement, il nous entraîne le plus souvent sans que nous nous en appercevions.

Ainsi, l'individu qui écoute, est lui-même son propre *écho*, l'oreille se trouve comme frappée instantanément, et du son direct externe, et du son réfléchi intérieur : ces deux empreintes s'ajoutent l'une à l'autre dans l'organe cérébral, qui s'électrise doublement, et par l'action qu'il communique, et par celle qu'il reçoit : telle est la cause de l'activité particulière des têtes *sonores*; c'est là que vont se rattacher tous les caractères de distinction, de persistance et de révocabilité dont jouissent éminemment les impressions auditives... Nous pourrions peut-être aussi bien les appeler *vocales*; car, si nous parlons, parce que nous entendons, il est vrai de dire que nous n'entendons bien qu'autant que nous parlons; les deux organes agissent et réagissent sans cesse l'un sur l'autre. La nature même semble avoir préordonné les modes de leur action mutuelle dans les diverses espèces, (voyez *Buffon*, Discours sur la nature des oiseaux), en proportionnant presque toujours la finesse et la délicatesse de l'un à la force, et à la flexibilité de l'autre.

L'association de la voix avec l'ouïe, est analogue dans ses effets premiers, à celle qui existe entre le tact et la vue; dans les deux cas, c'est un organe supérieurement mobile qui communique son activité à celui dont la sensibilité prédomine.

4°. Le sens du goût est celui qui paraît d'abord avoir le plus de rapports avec le toucher; les saveurs ne sont en effet que le *tact* propre de la langue et du palais; les molécules sapides s'appliquent sur leurs houpes nerveuses, d'une manière intime, immédiate, comme des parties plus matérielles à la surface de la main et au bout des doigts. Différentes saveurs peuvent très-bien se comparer aux sensations tactiles de froid, de chaud, de doux, de rude, de piquant; aussi ces deux genres de modifications ont-ils plusieurs noms communs dans nos langues (1).

---

(1) Nos langues sont souvent le miroir fidelle de nos sentimens et de leurs nuances les plus délicates. Il ne tiendrait qu'à nous de nous y contempler, et

Les saveurs, aussi confuses en général dans les nuances qui les séparent, et plus variables, plus fugitives que les qualités tactiles séparées de la résistance, ont une force affective bien supérieure. Dans l'exercice du tact passif l'individu n'est modifié, pour ainsi dire, que d'une manière *locale ;* mais dans l'exercice du goût, lorsqu'il est surtout déterminé par le besoin, la sensation devient presque générale et très-complexe : un organe interne qui a l'influence la plus étendue sur le système sensitif, y prend la part la plus directe : or, on sait combien sont tumultueuses,

---

d'apprendre à mieux connaître notre intérieur. La langue nous apprend qu'il y a une fonction active et passive dans chaque organe ; elle nous indique quels sont ceux qui *sentent* et ceux qui perçoivent. Si les sens distinguent, analysent, elle les suit, marche et s'arrête avec eux. On peut remarquer que nos sensations affectives ont très-peu de noms qui les expriment ; et ces noms sont toujours tirés de l'objet percevable qui sert à les distinguer : c'est ainsi que les odeurs portent les noms des objets visibles. Comment aurait-on multiplié les signes là où il n'y a pas de rappel possible ?

confuses et passives, toutes les affections où ces organes intérieurs se trouvent directement intéressés.

On voit que, si la fonction sensitive prend un ascendant supérieur dans les impressions du goût, l'action motrice devra s'obscurcir dans le même rapport. L'organe du goût (qui est en même tems celui de la parole) est doué d'une très-grande mobilité; l'effort qui a lieu dans la mastication ou la pression des lèvres, des dents, du palais, contre les corps solides, suffirait, sans doute, pour nous donner des idées plus ou moins confuses de la résistance, et de quelques-uns de ses modes; plusieurs espèces d'animaux ont, comme on sait, leur tact dans la bouche et le museau.

Mais dans les opérations propres du tact, la perception de solidité, de forme, est le terme, le but du mouvement fait. L'impression d'effort est seule, ou dominante; c'est à elle que tout se rapporte; elle ne se confond avec aucun autre : dans les opérations du goût, au contraire, la résistance n'est qu'accessoire, le mouvement n'est que moyen; la *sensation* est le but, et dès qu'elle existe, elle absorbe tout ce qui n'est pas elle; dans le tact, la résistance est fixe, l'individu peut, à volonté, en prolonger l'impression; dans le goût, cette impression n'est que d'un instant, et la sensation qui la suit, qui en efface jusqu'au souvenir, ne conserve elle-même aucune fixité; ou elle est faible, et disparaît dans l'effort même qui tend à la saisir; ou elle est vive, et annulle, ou cache cet effort.

L'individu qui *savoure* avec le plus d'*attention*, est donc toujours plus ou moins passif dans ce qu'il éprouve; il n'est point, comme dans la perception proprement dite, *agent* et observateur réfléchi, désintéressé. Au reste, les sensations de saveurs se rapprochent toujours davantage des caractères de la perception (sans jamais parvenir cependant au même degré de distinction et de persistance), à mesure qu'elles sont moins affectives, plus séparées de l'action des organes internes, et plus subordonnées aux mouvemens volontaires, lents, et prolongés de leur organe propre. Remarquons aussi que les saveurs des corps solides sont plus distinctes dans le sens, et un peu moins confuses dans le souvenir, que celle des liquides; ce qui s'accorde assez bien avec nos principes.

5°. Ce que nous venons de dire du goût, s'applique encore plus directement à l'odorat; ces deux sens sont intimement unis entr'eux, comme aux organes internes, et leurs impressions n'en deviennent que plus affectives et plus confuses; celles de l'odorat surtout sont éminemment appropriées à la sensibilité générale du système. Ce sens mis en jeu, d'abord par l'instinct, demeure presque entièrement sous sa dépendance; son immobilité absolue annonce combien il est passif, et on pourrait dire qu'il tient parmi nos sens externes, le même rang que le polype ou l'huître, dans l'échelle de l'animalité; ses fonctions, il est vrai, se rallient au mouvement de la respiration, mais ce mouvement premier est nécessaire, forcé, continu par sa nature, et par-là même, presqu'insensible; aussi, les odeurs sont les *sensations* par excellence, comme l'indique notre langue même; ce sont celles qui se distinguent le moins : lorsque plusieurs se trouvent unies ensemble, elles

se

se fondent dans une sensation unique, dont l'analyse nous est impossible, malgré notre expérience acquise, malgré l'*attention* volontaire que nous donnons au mélange : remarquons que cette attention ne consiste que dans un mouvement d'inspiration uniforme, lente et prolongée. Ce sont-là les bornes de notre *pouvoir* sur ces modifications.

6°. Viennent enfin les impressions que nous éprouvons dans les parties intérieures du corps, et qu'on pourrait appeler *sensations pures*. Ici la fonction sensitive est en effet absolument isolée : point d'effort perçu, point d'activité, point de distinction, nulle trace de souvenir, toute lumière s'éclipse avec la faculté de mouvement.

Puisqu'en rapportant chaque classe d'impressions à son organe propre, nous voyons constamment la distinction et la perceptibilité décroître dans la même proportion, que la capacité sensitive de ces organes augmente ou s'isole d'un côté, et que leur mobilité diminue de l'autre ; je crois pouvoir conclure avec assez d'assurance, des analyses qui précèdent, que la faculté de percevoir ou de distinguer nos impressions entr'elles (après qu'elles sont séparées en quelque sorte du moi qui les éprouve)(1), n'est point un attribut de l'être purement *sensitif*, mais dépend absolument de la motilité volontaire qu'elle suit dans toutes ses phases; par conséquent, que la perception n'est point une *opération* générale que l'individu puisse librement exercer sur toutes les espèces de modifications qu'il éprouve ou reçoit, mais que chaque classe d'impressions a son caractère spécifique qui la rend propre à être ou *perçue* ou *sentie*; que ce caractère dépend d'abord de la forme de l'organe, de la proportion

---

(1) Ces conditions me paraissent étroitement liées, malgré l'autorité respectable de *Condillac* et de *Bonnet*, qui pensent que le *moi identifié* avec chacune de ses modifications, pourrait cependant en percevoir, en distinguer les différens degrés, les comparer, exécuter enfin toutes les opérations qui dérivent de la forme composée et mixte de notre organisation actuelle. Ces métaphysiciens présupposent toujours le jugement de *personnalité*, mais il fallait avant tout en assigner le fondement.

selon laquelle le sentiment et le mouvement peuvent s'y combiner; en second lieu (et ces conditions supposées), du mode de l'action externe, de son degré de force excitative, d'où il suit encore qu'une impression peut être sentie sans être perçue, et qu'on ne peut pas dire qu'on *perçoit* une *sensation :* par exemple, si je touche un corps chaud, je perçois bien la solidité en même tems que je sens la chaleur, mais je ne puis dire que je perçoive cette dernière modification. Enfin, quoique l'on ait fait du mot *sensations* un terme générique, il ne s'ensuit point du tout que l'on soit fondé à attribuer aux unes, ce que l'on dit des autres. Ce principe, par exemple, *que la sensation se transforme pour devenir telle opération de l'entendement* (1), ne

---

(1) Si on entend par-là, que nous *sentons* tout ce qui se passe en nous-mêmes, ou que nous avons *conscience* de toutes nos opérations, comme des impressions qui nous affectent. il me semble encore qu'on ne peut voir dans cet acte, toujours semblable à lui-même, dans cette *lumière interieure* qui éclaire tout, qu'on ne peut y voir, dis-je, la *sensation transformée.*

sera point généralement vrai ; car il est des sensations (et ce sont toutes les impressions que nous avons nommées ainsi), qui ne se *transforment* en aucune manière, comme nous le verrons tout-à-l'heure, en déduisant d'autres conséquences de nos principes.

III. L'action première exercée par les objets sur les organes sentans, ou par les organes moteurs sur les objets, n'est pas bornée à l'effet du moment. Une modification quelconque ne peut être que le résultat d'un *changement* opéré dans le sens ou dans quelque centre du système : or, ce changement lui-même qui persiste et survit plus ou moins à l'impression, nous l'appelons en général *détermination ;* et comme il y a deux classes d'impressions, il y aura deux sortes de déterminations, l'une pour le sentiment, l'autre pour le mouvement. Ces déterminations peuvent également *s'effectuer* ; (1) ou par l'action renouvelée des

---

C'est peut-être ma faute, mais cette expression m'a toujours paru trop vague.

(1) Je dirai qu'une détermination *s'effectue* lorsque

mêmes causes qui les formèrent; ou spontanément, et, en l'absence de ces causes, en vertu d'une force *vive*, inhérente aux organes, lorsqu'ils ont une fois été montés par les objets. Examinons ce qui arrive dans ces deux cas différens.

1°. Si la détermination *sensitive* s'effectue par l'impulsion répétée de la même cause externe, il ne peut en résulter qu'une modification semblable à la première, et différente seulement par le degré: la différence étant proportionnée à l'intensité et à la persistance du changement premier opéré dans l'organe, la sensation renouvelée sera en général plus faible, moins affective.

L'individu ne peut percevoir cette différence sans reconnaître la sensation comme étant la même qui l'a déja affecté, et réciproquement il ne peut la reconnaître sans percevoir quelque différence. Or, que l'on fasse abstraction de tout signe extérieur, de toute circonstance associée à une mo-

---

l'organe ou le centre se remettent dans le même état où ils étaient en vertu de l'action première.

dification affective, que l'on suppose un individu borné aux degrés de cette modification, ou à plusieurs autres du même genre, pense-t-on d'abord qu'il lui fût possible d'apprécier des nuances qui tendent toujours à se confondre, même pour nous dont les moyens de reconnaissance sont si multipliés, dont les sensations et les jugemens sont si indivisiblement unis? Est-ce bien en effet par les caractères intrinsèques de nos sensations *pures*, et par les changemens, les altérations qui y surviennent, que nous parvenons à les distinguer, à les reconnaître, quand elles se renouvellent? Saurions-nous jamais dire, si telle douleur interne, tel degré de froid ou de chaud, est le même que celui que nous avons déja éprouvé, ou s'il en diffère? Observons que plus nos sensations sont *unes*, ou dégagées de tout accessoire, plus elles occupent exclusivement notre faculté de sentir, et moins nous pouvons ensuite les reconnaître si elles viennent à se renouveler. Que serait-ce donc d'un être qui serait absolument identifié avec chacune de ses modifications? Pour comparer deux manières d'être, ou percevoir leur différence, il faut nécessairement que le *moi* se mette, pour ainsi dire, en dehors de l'une et de l'autre ; il faut un premier jugement de *personnalité* : or, comment y aurait-il un jugement là où il n'y a qu'un terme ? Supposer que le *moi* est identifié avec toutes ses modifications, et cependant qu'il les compare, qu'il les distingue, c'est faire une supposition contradictoire (1). Reconnaissons donc qu'il n'y a dans la sensation renouvelée et affaiblie, considérée en elle-

---

(1) « Lorsque l'âme éprouve l'impression d'un objet, dit *Bonnet* (*Essai anal.* parag. 113), et qu'elle se *rappelle* en même tems une ou plusieurs autres modifications, elle *s'identifie* avec toutes, et cette *identification est le fondement de la personnalité.* » Il me semble plutôt que c'est là une *négation* de personnalité.

Nos deux grands analystes ont supposé dans la nature même de l'âme, *action* et *volonte*, qui s'exercent indifféremment sur toute espèce d'impressions, ce qui n'est pas : mais, en leur passant cette supposition, ils ne devaient pas dire que l'âme s'*identifiait* avec les modifications ; car là où il y a volonté, action, il y a un *sujet* et un *terme* qui ne sauraient s'identifier.

même, aucun fondement à la *réminiscence.*

Que la détermination sensitive s'effectue par l'action répétée de l'objet, ou spontanément en son absence, le résultat ne sera jamais qu'une modification plus ou moins affaiblie, mais sans relation d'*existence*, de *cause* ni de *tems*; car on ne saurait évidemment admettre ces rapports sans une personnalité distincte, antérieure; pour que l'être sentant pût distinguer le *souvenir* de la sensation, ou pour qu'il y eût en lui l'équivalent de ce que nous appelons *souvenir*, il faudrait que le *moi* modifié actuellement, se comparât au même *moi* modifié dans un autre instant; il faudrait, comme l'a dit Condillac, « qu'il sentît faiblement *ce qu'il a été*, en même tems qu'il sent vivement ce qu'il est »; mais est-ce donc la même chose que de sentir *faiblement*, et de sentir *qu'on a été*? Comment trouver une relation de tems dans cette seule circonstance *d'affaiblissement*? Est-ce que la sensation faible n'est pas *présente*, comme la sensation vive? Mêmes difficultés ici que pour la réminiscence.

2°. La détermination motrice est une *tendance* conservée par l'organe ou le centremoteur, pour répéter l'action ou le mouvement qui ont eu lieu une première fois. Lorsque cette tendance passe du *virtuel* à l'*effectif*, par suite de la provocation extérieure renouvelée, l'individu *veut* et exécute le même mouvement; il a conscience d'un *effort renouvelé*... Cet effort renouvelé diffère du premier par un plus grand degré de facilité: or, ici cette facilité peut être reconnue, distinguée, parce qu'il y a les élémens d'un rapport, un sujet qui *veut*, toujours identique à lui-même, et un terme variable, la *résistance*; comme ce sujet et le terme n'ont pu s'identifier dans la première action, ils se sépareront encore dans la seconde, la troisième etc., tant qu'il subsistera la moindre résistance.

L'être moteur qui a agi, et qui agit maintenant avec plus de facilité, ne peut percevoir cette différence sans reconnaître sa propre identité, comme *sujet voulant*: or, cette reconnaissance entraîne nécessairement celle du terme de l'action; ils se supposent l'un l'autre, et s'unissent intimement dans la même impression d'*effort*. On voit avec quelle facilité la réminiscence peut s'expliquer de cette manière; nous verrons ailleurs comment ce jugement, en partant de l'origine qui vient de lui être assignée, s'éclaircit et s'étend par l'addition de nouvelles circonstances.

Si la détermination motrice s'effectue spontanément en l'absence de la cause première, l'individu veut la même action; il se remet autant qu'il est en lui, dans le même état où il était en l'exerçant au dehors; il a conscience de l'effort qu'il fait encore; mais comme il distingue avec la plus grande clarté le mouvement *libre* du mouvement *contraint* par un obstacle, il lui sera impossible de confondre le *souvenir* avec l'impression; la représentation qui se fait dans son cerveau, par exemple, de la forme d'un solide qu'il a touché, avec la résistance que lui opposait ce solide présent.

Lorsqu'en vertu de la détermination contractée par le centre moteur et sensible, la main reprend ou *tend* à reprendre la même disposition qu'elle avait en touchant ou en embrassant un globe ; l'individu se retrouve donc à-peu-près dans le même état *actif* où il a été, il *perçoit ;* il touche encore, pour ainsi dire, par la pensée, un globe absent. Cette seconde perception, très-distincte de la première, se réfère à elle, et la suppose comme une copie reconnue pour telle, se réfère à l'original ; c'est cette copie, ainsi conçue, que j'appelle *idée.*

Remarquons bien que l'individu *agit* dans la représentation, ou l'idée du solide tangible, comme il agissait dans l'impression directe ; tout ce qu'il avait mis pour ainsi dire du sien dans celle-ci, il le remet, l'effectue dans l'autre : il se créerait donc une seconde perception presqu'égale à la première, et uniquement différente par le degré, s'il disposait de la sensation comme il dispose du mouvement ; mais pendant que la main agit pour reprendre la forme du globe, les extrémités sentantes restent inactives, engourdies, et ne se montent point au gré de la volonté; il en est de même dans les *idées* des sons : lorsque l'organe vocal répète ou tend à répéter les mouvemens qui correspondent aux impressions auditives, l'individu est aussi actif dans l'idée, qu'il l'a été dans la perception, et la différence serait insensible, si l'ouïe pouvait renouveler les sons *directs*, comme la voix reproduit les sons réfléchis.

Nous voyons clairement dans ces deux exemples, que la production des idées n'est qu'un résultat ou une suite de l'activité des impressions mêmes. Sans cette activité inhérente au caractère des impressions, à la mobilité des organes qu'elles intéressent, ou avec lesquels elles sont en rapport, en un mot sans détermination motrice (originaire), il n'y a ni réminiscence, ni idées.

Et cela peut nous être confirmé en partie par notre expérience journalière même; car la facilité que nous avons à reconnaître un objet, ou à nous rappeler nettement son idée, dépend bien moins de la force affective dont il nous a frappé, que de l'attention volontaire que nous lui avons donnée, attention qui se lie toujours dans son principe à quelques-uns des mouvemens dont nous disposons.

L'impression d'effort qui est l'origine commune de nos perceptions et de nos idées, est susceptible d'une infinité de nuances; elle s'affaiblit singulièrement par sa répétition (comme nous aurons dans la suite assez d'occasions de nous en convaincre): or, quoique l'activité de conscience s'affaiblisse dans les mêmes rapports, ses résultats premiers ne suivent point la même loi de dégradation; les impressions et les idées auxquelles cette activité a concouru dans l'origine, demeurent distinctes, et lui survivent; ceci s'applique principalement aux fonctions représentatives de l'organe de la vue; ces fonctions s'exécutent actuellement avec une promptitude et une facilité, telles que nous ne nous apercevons plus de l'action volontaire qui les dirige, et que nous méconnaissons absolument la source qu'elles ont dans la résistance; de même, donc, que l'effort est nul ou insensible dans les perceptions visuelles, il le sera également dans la production des idées ou *images* correspondantes; ces images naîtront spontanément dans l'organe de la pensée, s'y succéderont avec la plus grande rapidité, y brilleront de l'éclat le plus vif, s'éclipseront pour reparaître encore, et cela sans que la volonté de l'individu semble y participer en aucune manière. Les *déterminations visuelles* se rapprochent donc par cette dernière circonstance, de celles que nous avons distinguées sous le nom de *sensitives ;* et l'on serait peut-être d'autant plus fondé à les ranger dans la même classe (si d'ailleurs d'autres caractères ne s'y opposaient), que les couleurs identifiées par une habitude première avec les perceptions de formes et de figures, paraissent être en quelque sorte les excitants naturels de la sensibilité propre du centre cérébral, comme leurs images sont les produits les plus immédiats de son activité. Dans toute exacerbation de cette sensibilité occasionnée par quelque irritation extraordinaire dans la substance même du cerveau, ce sont ordinairement des *visions* qui frappent l'individu avec autant de force que la réalité même (1) ; et dans l'état naturel, combien de

---

(1) *Bonnet* rapporte un exemple singulier de ces visions. (*Voy. le parag.* 676 *de l'Essai anal.*) Dans les commotions électriques, un peu violentes, dans les

fois n'arrive-t-il pas que ces mêmes images, prenant l'ascendant des perceptions directes, excluent tout retour vers le modèle, le remplacent, et se confondent avec lui, comme les produits spontanés des déterminations sensitives se confondent avec ceux des causes qui les formèrent : remarquons que ces illusions n'ont point également lieu dans les idées correspondantes aux impressions actives du tact et de l'ouïe.

Ces observations nous conduisent à distinguer deux modes différens de reproduction : l'un, qui se rapporte aux diverses idées tirées du mouvement, de la résistance et de ses formes, des sons vocaux, s'exécute toujours avec un effort volontaire plus

---

coups donnés sur la tête, dans les opérations du trépan, comme aussi dans les contentions excessives de la pensée, dans les divers cas de manie, dans les songes, etc., ce sont toujours des fantômes, des couleurs, des flammes, des *suffusions scintillantes*, qui s'offrent à la vue : ces sortes de représentations peuvent donc être considérées comme les produits propres et spontanés de la sensibilité particulière du cerveau ; car on sait que chaque organe a sa manière de sentir, et ses fonctions particulières.

ou moins sensible, il est essentiellement accompagné du jugement de *réminiscence*.

L'autre, qui se rapporte spécialement à la production des *images*, ne se joint à la réminiscence que dans un degré modéré de vivacité, et cette vivacité même dépend de la nature et de l'intensité des causes organiques qui déterminent l'apparition spontanée des images.

Le premier mode de reproduction est actif; je l'appellerai *rappel;* le second est plus ou moins passif; et parce qu'il s'applique principalement aux images de la vue, je l'appellerai *imagination*; la faculté de rappeler en mouvant, en faisant un effort, sera nommée *mémoire*. Ajoutons encore quelque traits aux caractères distinctifs de ces deux facultés.

1°. Les mouvemens volontaires qui ont formé les impressions actives, ou concouru essentiellement à les rendre distinctes, sont encore les moyens ou les sujets uniques du rappel; on peut donc dire qu'ils sont les *signes* des impressions qu'ils distinguent, et des idées qu'ils rappellent; et cette qualification

lification de *signes* est d'autant mieux fondée dans cette circonstance, que les mouvemens, en même tems qu'ils servent à l'individu à se remettre dans un état où il a déja été, et fournissent ainsi une prise à sa volonté, un point d'appui pour se modifier lui-même, sont encore les seules *marques* par lesquelles il puisse manifester au dehors cette volonté, ces modifications les plus intimes.

Je dirai donc que le mouvement ou l'effort reproduit dans la main, lorsqu'elle figure ou *tend* à figurer le solide, est le *signe* de l'idée de forme, de résistance extérieure.

Les mouvemens vocaux seront aussi les signes des impressions auditives ou de leurs idées. Ceux de la mastication ou de l'inspiration, pourraient également être considérés comme les signes des saveurs et des odeurs, si la prédominance de la sensibilité, dans ces deux genres d'impressions, en obscurcissant les mouvemens, ne mettait obstacle à leur conversion en signes de rappel, ou ne la rendait toujours plus ou moins imparfaite.

Lorsque les mouvemens servent à rappeler ou à manifester les impressions auxquelles ils ont essentiellement concouru, on peut les appeler proprement *signes naturels*, ou *premiers*; mais, dès que l'individu a été déterminé à remarquer ces fonctions premières, il les étend par un acte réfléchi et fondé sur la grande loi de la liaison des idées, à plusieurs autres manières d'être qui n'ont avec ces mouvemens, que des rapports plus ou moins indirects, et souvent même de pure convention. Il transforme ainsi les signes premiers en artificiels ou secondaires, et multiplie ses moyens de correspondance, soit au dehors, soit avec sa propre pensée. Il fait plus, il communique aux modifications les plus fugitives, une partie de la disponibilité de ses mouvemens, les force à rentrer dans la sphère de sa *mémoire*, et crée en quelque sorte des termes ou des motifs à sa volonté, là où il n'en existait d'aucune espèce (1).

(1) Comme nos modifications purement affectives n'ont point de *signes* naturels (j'entends de mouvemens volontaires qui entrent dans leur formation), nous n'avons aucun pouvoir de les rappeler. Or, dans l'ordre de la nature, les limites de la *volonté* sont les

Remarquons pourtant que ces fonctions secondaires ont leurs bornes fixées par la nature même de l'organisation ; ce qui n'est pas représentable d'après ses lois, ne saurait guères le devenir par aucun artifice, et demeure toujours au nombre des souvenirs plus ou moins vagues et confus. Les signes artificiels ne sont donc, pour ainsi dire, qu'*entés* sur les signes naturels.

En envisageant les signes sous ce rapport, on voit combien il est vrai de dire qu'ils

---

mêmes que celles du *pouvoir*; il n'y aurait donc point hors de l'action organique, de motif pour *vouloir* (je ne dis pas *desirer*) rappeler ces modifications. C'est ainsi que nous ne songeons point à reproduire cette multitude de sensations intérieures, qui se succèdent et qui nous affectent souvent avec beaucoup de vivacité, parce qu'elles n'ont guères plus de noms qui les expriment que de mouvemens qui les distinguent. Mais, dès qu'un signe artificiel s'est associé avec une sensation, le pouvoir de rappeler l'un semble se réfléchir sur l'autre, et les soumettre également à la même volonté : c'est ainsi que nous croyons avoir *idée* de tout ce que nous pouvons nommer, quoique les mots soient souvent vides de sens. Cette illusion si forte, si générale, se rattache à nos plus intimes habitudes, comme nous le verrons ailleurs.

sont nécessaires à la formation de nos *premières idées*; on voit encore bien évidemment qu'ils sont l'unique soutien de la mémoire, considérée soit dans son origine, soit dans ses développemens ultérieurs; on voit enfin que pour l'être borné à la *sensation*, il ne peut y avoir ni signes ni idées, ni mémoire.

2o. L'imagination, avons-nous dit, pourrait être considérée comme ayant des rapports plus immédiats avec la *sensibilité* propre de l'organe cérébral, et la mémoire avec sa force motrice (1); les produits

---

(1) Des savans que j'honore, et dont les opinions sont en quelque sorte des arrêts à mes yeux, n'ont pas été pleinement satisfaits de la distinction que j'établis entre la mémoire et l'imagination. Leurs difficultés portent principalement sur la manière dont j'exprime cette distinction et sur le fondement physiologique que je lui suppose. Comme c'est là un point capital dans mon ouvrage, je dois ajouter quelques explications.

1o. Les analyses précédentes des sens ont fait voir, je pense, que nos impressions diverses peuvent et doivent réellement être distinguées en *passives* et *actives*, *sensitives* et *perceptives* : celles-ci dépendent ou les opérations qui dépendent de ces deux facultés, semblent différer en effet

---

davantage de la faculté de mouvoir; celles-là intéressent plus exclusivement la faculté de sentir : la *volonté* détermine et dirige les unes ; elle est subordonnée et comme nulle dans les autres.

Mais ce que l'on dit des impressions doit nécessairement s'appliquer ou s'étendre aux idées ; car la production de l'idée (considérée comme *copie*) n'est, pour ainsi dire, que la réplique de l'opération antécédente du sens. Pour imaginer ou rappeler, l'organe de la pensée doit reprendre une forme, une modification semblables à celles qu'il avait dans la perception même. Lorsque, par exemple, je me représente la figure ou la forme d'un corps, que je rappelle en moi-même une suite de sons, mon cerveau est disposé, sans doute, de la même manière (au degré près) que si l'œil et la main parcouraient actuellement les dimensions du solide, ou si l'ouïe était frappée des vibrations sonores : or, les *perceptions* de formes et de sons n'ont pu avoir lieu sans mouvemens réels et sensibles, volontairement exécutés dans les organes, dans les muscles de la main et de l'œil, de l'ouïe et de la voix ; donc la production des *idées* correspondantes doit dépendre aussi de déterminations semblables, ou d'une réaction *motrice* analogue.

Mais, m'a-t-on dit, « le simple rappel de nos idées, » l'exercice secret de notre faculté pensante, ne sont comme la sensation diffère de la perception.

» accompagnés d'aucuns *mouvemens* sensibles : le » centre cérébral est seul alors proprement en action ; » tout se passe dans son sein. L'organe musculaire est » dans un repos parfait ; la supposition que vous » faites de *mouvemens* exécutés dans le rappel est » donc gratuite, ou du moins votre langage est ine» xact, et présente un contre-sens physiologique ? »

Je réponds d'abord (et pour faire cesser toute difficulté sur les mots) que je me sers du terme *mouvement* pour exprimer en général tout acte de la volonté, tout déploiement de la force motrice du centre ; soit que ce déploiement se manifeste au dehors, par l'exécution de mouvemens musculaires, soit qu'il se borne à cette simple détermination, qui, n'ayant aucun signe extérieur, se manifeste seulement à l'individu, par la conscience de ce que j'ai appelé *effort*. Ainsi, dans la méditation solitaire, au sein du repos et du silence le plus apparent, je n'en reconnais, je n'en sens pas moins les mouvemens d'articulation qui accompagnent ou déterminent le rappel régulier de mes idées : la parole, pour être intérieure, en est-elle moins un mouvement vocal ?... Et lorsque l'aveugle se représente et combine dans son cerveau des idées de formes tactiles, ne faut-il pas que sa main réponde et *consente*, pour ainsi dire, à ces représentations ?

Le rappel des idées par leurs signes naturels ou artificiels, laisse à l'individu tout

« La *mémoire* (comme l'a dit *Condillac*; (1) mais » dans un sens différent du mien) n'a pas seulement » son siège dans le cerveau; elle doit l'avoir encore » par-tout où est la cause occasionnelle des *idées* que » nous *rappelons*; or, si pour nous donner la première » fois une idée (*une perception*) il a fallu que les » sens aient agi sur le cerveau; (*j'ajoute, et que le* » *cerveau ait agi pour mouvoir les sens d'une certaine* » *manière*), il paraît que le souvenir de cette idée ne » sera jamais plus clair que, lorsqu'à son tour, le » cerveau agira sur les sens. » (*Je dis lorsque le cerveau réagira sur les organes, pour leur imprimer des mouvemens semblables à ceux qui ont eu lieu dans la perception*). Il me semble que la difficulté sur ce point est asssez éclaircie.

2°. Au déploiement de la *force motrice* dans le rappel volontaire, dans l'exercice de la *mémoire*, j'ai opposé la *force sensitive* du centre cérébral, dans la reproduction spontanée des images, ou l'exercice passif de l'*imagination*. Cette distinction a paru trop *hypothétique*, du moins dans la *forme* : je ne chercherai pas non plus à la justifier entièrement sous ce rapport. Lorsque j'ai emprunté des termes de la physiologie pour expliquer des faits *idéologiques*, je n'ai point entendu établir un parallèle absolu entre deux ordres

(1) Voyez la *Logique*, chap. 9.

le calme nécessaire pour les contempler, en visiter les détails, et y appliquer en

---

de phénomènes qui diffèrent dans plusieurs points, mais seulement indiquer des analogies qui m'ont paru propres à jeter quelque jour sur les principes de la science, et qui ont été en général trop peu observées par les métaphysiciens. Je prie donc que l'on ne presse pas trop le parallèle. Un maître sur l'autorité duquel j'aime à m'appuyer, (1) distingue deux sortes de réaction du centre qui concourent (inégalement selon moi) dans nos impressions diverses, les forment et les complètent : à ces deux modes de réaction (l'un pour le *sentiment*, l'autre pour le *mouvement* qui s'exercent ensemble, et tantôt s'équilibrent, tantôt se prédominent, lorsque l'individu *perçoit* ou *sent* l'action des objets) doivent correspondre deux déterminations du même ordre, motrice et sensitive. La première prévaut dans l'exercice de cette faculté active de *rappel*, que j'ai nommée *mémoire;* et la seconde dans cette faculté passive que j'appelle *imagination*. Voilà le fond de l'hypothèse.

Maintenant abandonnant toute explication tirée de la physiologie, ne prenons, si l'on veut, ces termes, de forces *sensitive* et *motrice*, que pour deux *noms génériques* (tels que ceux de toutes les causes) sous lesquels il s'agit de ranger deux classes de *faits*, qu'il importe de ne pas confondre. Ces faits nous restent

---

(1) Voyez *l'Histoire physiologique des sensations*, Mémoire du cit. *Cabanis*.

quelque sorte son tact intérieur, comme il applique lentement sa main au solide dont

---

du moins; ils sont certains, palpables; et toute distinction qui s'appuiera sur eux, sera suffisamment *justifiée* : or, nous reconnaissons, par l'expérience et l'observation de nous-mêmes, qu'il y a certaines idées que nous rappelons volontairement avec un *effort* senti, et des images qui naissent souvent malgré nous dans l'organe pensant, le remplissent, l'assiègent, en quelque sorte, sans que nous ayons plus de pouvoir pour les distraire que pour les évoquer ; que ces images correspondent aux perceptions dans lesquelles la volonté, la force motrice est moins sensiblement intervenue ; que leur reproduction, leur persistance, leur ténacité coïncident toujours avec certaines dispositions organiques, avec une exaltation de sensibilité, des affections nerveuses, quelquefois des altérations, soit dans la substance même du cerveau, soit dans d'autres foyers de sensibilité, dans les organes internes, dont les dispositions, transformées en tempérament, impriment toujours à l'imagination une direction, une couleur, une teinte particulière.

Il est enfin bien reconnu que l'homme dispose de sa *mémoire*, tandis qu'il est entraîné par son *imagination* ; et qui est-ce qui n'a pas éprouvé ces deux états, souvent dans le même instant, lorsqu'étant occupé à rappeler une suite ordonnée de signes et d'idées, une autre suite simultanée de fantômes imil veut connaître les formes; l'effort qui accompagne le rappel a toujours quelque chose de réfléchi, de concentré, incompatible avec les émotions trop fortes et les illusions de la sensibilité exaltée.

Au contraire, la production spontanée des images, quand elle a un certain degré de vivacité, est toujours accompagnée de sentimens affectifs semblables et souvent supérieurs à ceux que la présence même de l'objet pourrait exciter; aussi l'exercice habituel de l'imagination exalte-t-il les forces sensitives, et reciproquement tout ce qui exalte ces forces, tourne au profit de l'imagination.

---

portuns, vient troubler et distraire l'action régulière de la pensée, etc.! Il était donc utile, nécessaire même que le langage consacrât cette distinction réelle entre deux modifications principales de l'être pensant, et que la théorie en enseignât le sujet.

Au surplus, comme ces principes n'ont été établis qu'en vue de la question proposée, c'est par elle qu'ils recevront le développement et le degré de confirmation dont ils sont susceptibles. Je prie donc que l'on suspende tout jugement sur leur réalité et leur utilité, jusqu'à ce qu'on en ait vu l'application dans la suite de cet ouvrage.

Mais le jeu de cette faculté peut être déterminé par différentes causes, qui, sans changer son caractère passif, donnent à ses produits tant de degrés divers, d'énergie et de persistance, mettent tant de différences dans le mode d'apparition des images, qu'on serait tenté de les rapporter à des facultés réellement différentes : nous avons besoin d'indiquer en peu de mots les principales d'entre ces causes.

1°. Dès que la vue a intimement associé toutes ses opérations à l'exercice de la motilité, elle s'étend au loin, embrasse simultanément de vastes perspectives, et groupe toujours, malgré la volonté même qui la dirige, autour de l'objet principal sur lequel elle se fixe, plusieurs des accessoires dont il se trouve entouré; cette liaison s'établit et persiste dans l'organe de la pensée; et la copie s'y trouve disposée comme le tableau premier original, l'était au dehors; si donc l'un des accessoires vient ensuite à se reproduire isolément à la vue, il déterminera l'apparition imaginaire plus ou moins vive du tableau entier; de même si l'objet principal se reproduit seul ou entouré de nouveaux accessoires, il réveillera l'image des premiers, etc.

Tout cela se passe dans le cerveau de l'individu sans qu'il y prenne aucune part active; le jeu de son imagination se mêlé, se confond avec celui du sens externe, sans qu'il puisse le plus souvent distinguer leurs produits; il croit simplement voir, *sentir*, et il imagine, il compare, il agit même en conséquence de plusieurs jugemens dont il n'a point actuellement conscience.

Ce mode d'exercice de l'imagination se rallie à une foule d'habitudes dont nous parlerons; nous le rapportons principalement à la vue, parce que cet organe tend surtout à la *composition*, aux associations par simultanéité; qu'il est enfin le premier instrument de *synthèse*, mais les autres sens y prennent aussi plus ou moins part, en proportion du caractère *percevable* de leurs impressions. On peut appeler *signes*, les objets même dont la présence détermine l'apparition des images ou du tableau total auquel ils ont été associés comme élémens; ils ont en effet, avec les *signes* du rappel ou les mouvemens (auxquels ce titre m'a paru plus propre), la propriété commune, mais unique, de remettre l'individu dans un état semblable à celui où il a déja été; mais ils ne remplissent cette fonction de signes, que pour l'imagination exclusivement; ils se fondent entièrement sur son caractère passif, et ne font que l'étendre et le renforcer.

2°. Indépendamment de toute provocation extérieure, le centre cérébral peut entrer en action, soit par sa force propre, et en vertu des déterminations acquises, soit par des causes anomales qui irritent immédiatement sa substance, soit enfin par les irradiations des organes internes, qui, sans être directement sous sa dépendance pour l'accomplissement ordinaire de leurs fonctions, ne lui sont pas moins liés par une sympathie dont une foule de phénomènes ne permet point de douter.

A ces causes diverses se rattachent autant de modes particuliers dans l'exercice de l'imagination : la première, et sans doute la plus fréquente, est celle dont les produits sont les plus légers; ils se confondent perpétuellement tant que nous veillons avec l'action des sens; et lorsque les objets ont disparu, ils les remplacent, se succèdent, se poussent avec rapidité dans l'organe de la pensée, comme des ondes mobiles. Les deux autres causes se distinguent par la vivacité et l'énergie de leurs produits; elles contribuent également aux divers degrés de manie, de folie, aux visions, aux extases, aux songes, aux effets surprenans du somnambulisme, etc. Tous ces modes se ressemblent en ce que la volonté de l'individu n'y prend aucune part, et qu'il est affecté, poursuivi, entraîné malgré lui par des images attrayantes, tristes ou pénibles. La persistance, l'opiniâtreté de ces images, leur teinte particulière, la force des passions qui s'y joignent, les rapports qu'elles ont avec la satisfaction des besoins naturels ou d'habitude, la périodicité de leur apparition, qui concourt avec le sommeil et le réveil, alternatifs des organes de l'appétit, sont autant d'indices qui peuvent nous éclairer sur la nature et le siège de leurs causes productives, ou du moins (et c'est ce qui nous intéresse ici plus particulièrement) sur l'analogie, la correspondance étroite qui lie les opérations propres du *sentiment* à celles de l'*imagination.*

Terminons ici la recherche et la longue énumération des *données* de notre sujet. Nous venons de voir comment l'exercice de la mémoire et de l'imagination dérive immédiatement de la nature même des impressions, ou de la manière dont l'être moteur et sensible *perçoit* ou *sent* l'action des objets; nous verrons dans la suite comment toutes les opérations les plus éloignées des sens en apparence, se réfèrent également à l'une ou à l'autre de ces deux sources; et le mode particulier d'influence que l'habitude exercera sur ces opérations, pourra nous indiquer la faculté dont elles dépendent, et la classe dans laquelle nous devons les ranger : ainsi, tout ce mémoire ne sera, pour ainsi dire, que la continuation des analyses qui précèdent; il doit servir en même tems à les confirmer, si elles sont exactes.

La division de mon travail se trouve toute tracée par la manière dont j'en ai posé les bases.

1°. Je rechercherai d'abord quelle est l'influence de l'habitude sur la faculté de sentir, ou comment les mêmes *sensations* (les mêmes impressions passives) répétées modifient cette faculté.

2°. Quel est l'effet de la répétition des mêmes mouvemens, considérés comme les *signes* naturels et premiers des impressions auxquelles ils concourent, et qu'ils servent à distinguer, à fixer, à transformer en *perceptions*.

3°. Comment ces perceptions formées et répétées dans le même ordre, successif ou simultané, s'associant étroitement dans l'organe cérébral, chacune d'elles devient un *signe* pour l'imagination, acquiert ainsi une capacité représentative, très-éloignée de son caractère propre, individuel, et détermine une foule de jugemens qui se confondent dans l'impression même par leur rapidité et leur aisance.

La faculté de percevoir se lie immédiatement à l'imagination (considérée dans sa fonction simplement représentative), et l'habitude n'influe sur les opérations des sens, qu'en les faisant concourir avec l'exercice de l'imagination : nous ne séparerons

donc

donc point ces effets, mais nous les examinerons dans leurs rapports réciproques.

4°. L'imagination considérée comme une modification de la sensibilité propre de l'organe cérébral est soumise à diverses causes internes d'excitation, qui produisent des habitudes particulières plus ou moins persistantes; et c'est de là que dépendent en partie les passions factices qui tyrannisent notre espèce. Nous tâcherons de reconnaître les effets principaux de ces habitudes.

Nous réunirons ces quatre sortes de recherches dans une première section, qui comprendra ce que nous appellerons les *habitudes passives.* En effet, la plupart des opérations dont nous venons de parler se rangent d'elles-mêmes dans la classe que nous avons désignée ainsi, tandis que les autres parviennent très-promptement à ce degré de facilité où l'individu n'a absolument aucune conscience de l'action qu'il exerce pour les détruire; d'ailleurs, ces opérations converties en habitudes, ne sont jamais que le produit de la répétition des mêmes circonstances extérieures (1), des

(1) C'est là ce qu'on appelle ordinairement *coutume.*

actes des mouvemens que l'individu a été déterminé, *forcé* en quelque sorte d'exécuter sur lui ou hors de lui ; s'il était borné à ces habitudes, il ignorerait sans cesse le pouvoir qu'il a de se modifier, et sa volonté comme son pouvoir seraient circonscrits (par l'habitude même) dans d'étroites limites.

L'activité réelle, prise dans le sens idéologique, ne commence donc qu'avec l'usage des signes volontairement associés aux impressions (ou remarqués par l'individu dans ces impressions mêmes), avec l'intention de communiquer au dehors ou avec sa propre pensée. Cette faculté (particulière à l'homme) de convertir ses mouvemens ou signes naturels en artificiels, donne lieu par son exercice répété et les divers modes de cet exercice, à une classe d'habitudes qui, ne différant point essentiellement des premières, se transforment néanmoins dans le développement indéfini de notre perfec-

---

« La coutume, dit-on (voyez cet article dans l'Encyclopédie ancienne), nous rend les objets familiers, » l'*habitude* nous rend les mouvemens faciles. » Nous prouverons que ces deux effets reviennent au même, et que la distinction est inutile.

tibilité, de manière à paraître obéir à des lois particulières. Après avoir établi le fondement de ces habitudes, nous rechercherons dans la seconde section (qui aura pour titre des habitudes *actives*) leurs effets idéologiques, qui se rallient principalement à l'exercice de la *mémoire*, dont nous distinguerons différentes espèces, suivant la nature des impressions ou des idées associées aux signes, et le mode même de ces associations. Le rappel des idées par leurs signes, entraîne les jugemens portés sur la valeur de ces derniers, ou sur les rapports des idées mêmes; d'un autre côté, nos jugemens se suivent dans l'ordre habituel que la mémoire donne à nos signes; de là les méthodes ou les formes du raisonnement, qui deviennent pour nous des *habitudes mécaniques* auxquelles nous nous laissons entraîner, comme à des suites familières de mouvemens.

Ces diverses habitudes ont plusieurs points de contact avec les erreurs, les préjugés invétérés de toute espèce; comme avec les lumières et le perfectionnement de l'esprit humain; nous n'avons pas pu nous empêcher d'insister quelquefois sur ce sujet important.

Restreint aux termes précis de la question, ce mémoire eût été plus court et sans doute meilleur ; mais dans un sujet qui tient à tout, j'ai éprouvé souvent combien il était difficile de se circonscrire. Tout imparfait qu'est encore mon travail, j'ai osé le reproduire, non par un sentiment de présomption, mais comme un témoignage du respect et de l'obéissance que je devais aux juges éclairés qui ne dédaignèrent pas d'encourager mes premiers efforts.

SECTION PREMIÈRE.

DES HABITUDES PASSIVES.

Mon cerveau est devenu pour moi une retraite où j'ai goûté des plaisirs qui m'ont fait oublier mes afflictions.

(Bonnet. Préface de l'Essai analytique de l'ame.)

CHAPITRE PREMIER.

INFLUENCE DE L'HABITUDE SUR LA SENSATION.

Des sensations continues et répetées.

TOUTES nos impressions, de quelque nature qu'elles soient, s'affaiblissent graduellement lorsqu'elles sont continuées pendant un certain tems, ou fréquemment répetées : il n'y a d'exception à faire que pour les cas où la cause d'impression va jusqu'à léser ou détruire l'organe.

Cette observation est bien générale, bien commune ; elle se confirme par notre expérience de tous les jours, et de tous les instans ; cependant elle renferme une circonstance particulière qui ne paraît pas avoir été assez remarquée, quoiqu'elle soit également facile à apercevoir ; c'est que, parmi ces impressions répetées qui vont en s'affaiblissant, les unes s'obscurcissent toujours davantage, et tendent à s'évanouir tout-à-fait, tandis que les autres, en devenant plus *indifférentes*, non seulement conservent toute leur clarté, mais encore acquièrent souvent plus de distinction (1). Ce fait seul, qui est hors de toute contestation, suffirait, sans doute, pour décéler une différence essentielle dans le caractère des sensations qui s'altèrent et s'effacent, et des perceptions qui s'éclaircissent; quand même nous ne connaîtrions pas d'ailleurs cette différence.

Si je suis longtems exposé au même degré de température, si je sens fréquemment la même odeur, la même saveur, je finirai par ne plus rien sentir du tout, et quoique la cause subsiste toujours également au dehors, elle sera, pour moi, comme n'existant pas.

La résistance, les degrés de lumière,

---

(1) *Bonnet*, qui a bien vu qu'il y avait une différence entre sentir et percevoir, ne paraît pas avoir réfléchi sur ce simple fait, lorsqu'il dit (dans son Essai anal.) : *La sensation ne diffère de la perception que par le degré de vivacité*. L'habitude fait disparaître ce degré; pourquoi donc alors toute sensation n'est-elle pas transformée en perception? Il faut donc que la différence vienne d'ailleurs.

les couleurs, les sons, s'affaiblissent bien aussi par leur répétition ou leur continuité ; mais il arrive souvent que moins nous les *sentons*, mieux nous les percevons. On ne saurait donc rapporter ces deux classes d'impressions à une seule et même faculté ; car il faudrait supposer que cette faculté unique peut devenir tout à la fois plus inerte et plus active par la même habitude.

Recherchons d'abord comment la sensation s'émousse et se paralyse, et quelles sont les circonstances principales qui accompagnent cette dégradation ; nous étudierons ensuite les progrès inverses et croissans de notre faculté perceptive.

Conjectures sur la manière dont les sensations continues ou répétées, s'affaiblissent.

I. Le phénomène de l'affaiblissement des sensations répetées est aussi simple que ces sensations mêmes : nous n'avons pas besoin d'en chercher les causes dans des jugemens ou des comparaisons perçues entre un état et un autre, puisque nous avons vu que tout cela est étranger à ces modifications isolément considérées; la cause immédiate, unique, est bien évidemment ici dans le jeu des organes qui varie successivement sans l'impulsion égale et répétée des mêmes objets, mais cette cause, dégagée de tout accessoire et ramenée à son état de simplicité, n'en est que plus difficile à connaître; pour savoir comment une sensation continue s'affaiblit,,il faudrait pouvoir dire comment elle commence, car c'est bien toujours une suite du même jeu, de la même condition organique, or ce premier jeu, cette première condition, se couvrent à nos yeux, comme toutes les causes premières d'un voile impénétrable. Faisons cependant une hypothèse, non pour découvrir le secret de la nature, mais pour mieux nous éclaircir les faits, et trouver leur liaison.

Le principe de la vie, de quelque manière qu'on le considère, entretient sans cesse dans le tout organisé qu'il anime, et dans chaque partie de ce tout, plusieurs mouvemens intimes, qui ne se manifestent point à l'observation directe,sont insensibles à l'individu dans son état naturel, et ne rentrent point dans la sphère de son *activité* proprement dite.

Le degré, l'intensité du mouvement vital entretenu dans chaque partie, ou *organe*, se proportionne d'un côté aux forces radicales que le principe de vie a en puissance, et de l'autre, au rôle particulier que cet organe doit jouer, aux fonctions qu'il doit remplir dans le systême auquel il est étroitement lié; c'est là ce qui constitue ce que j'appellerai le *ton naturel*, la sensibilité propre du tout et de chacune de ses parties.

On pourrait dire que le systême est en équilibre, lorsque les forces vitales sont également ou proportionnellement réparties, et que chaque organe demeure dans son ton naturel, ou relatif à celui des autres; dans cet état l'individu n'a qu'un sentiment uniforme de l'existence, et si on supposait que tout fût en repos autour de lui, et que l'on fît abstraction de toute *mobilité*, ce sentiment inséparable de la vie n'en subsisterait pas moins, quoiqu'il fût sans doute plus obscur que tout ce que nous pouvons imaginer d'après notre expérience.

Mais le ton des organes est susceptible

de varier, et varie en effet nécessairement par l'action de toutes les causes internes ou externes qui peuvent élever à la fois les forces du système entier, ou apporter quelque changement dans l'état relatif d'une partie ; dans ce dernier cas, la vie, le sentiment propre de cette partie, ressortent, pour ainsi dire de la vie générale dans laquelle ils étaient confondus ; l'animal éprouve une *sensation* qui se proportionne à la grandeur du changement, et qui persiste jusqu'à ce que l'équilibre soit rétabli.

Or, le principe sensitif (que l'on doit considérer comme une force essentiellement agissante) tend toujours à ramener cet équilibre, soit en abaissant le ton de l'organe excité, soit en élevant successivement celui de l'ensemble, jusqu'à ce qu'ils soient parvenus à leur rapport premier.

Plus ce rapport est troublé, plus le changement est grand, et la sensation vive ; de là il suit que le premier instant où une cause irritante agit sur un organe et en élève le ton, est aussi celui où son effet est le plus énergique ; à mesure que l'équilibre se rétablit, ou que le rapport tend à redevenir le même, la sensation diminue, comme par une suite d'oscillations décroissantes en amplitude, jusqu'à ce qu'elle aille se fondre pour ainsi dire, de nouveau, dans le sentiment uniforme de l'existence.

En second lieu, l'intensité d'action de l'*objet* (ou de la cause quelconque d'impression) est relative au changement apporté dans le ton de la partie sur laquelle il agit; mais l'objet n'agit que par sa quantité de mouvement, et ce mouvement a un certain rapport avec celui qni constitue le ton de l'organe ; il peut tendre à l'accélérer ou à le diminuer de plusieurs manières, lui être opposé, ou concourir avec lui, et le laisser à-peu-près dans le même état; de là une infinité de modes dans la sensation.

Si le mouvement de l'objet est trop opposé à celui de l'organe, ou le prédomine jusqu'à un certain point, la sensation est plus ou moins douloureuse, et dans ce cas, ou le principe sensitif fait de vains efforts pour ramener l'équilibre et lutter contre la cause, et la douleur persiste et s'accroît, ou le rapport des forces ne se rétablit que par une succession lente, et l'individu souffre toujours moins, jusqu'à ce qu'il ne sente plus rien ou qu'il soit, comme l'on dit, *accoutumé à la douleur.*

Si le mouvement de l'objet concourt avec le ton de l'organe, et ne fait que l'accroître jusqu'à un certain point, la sensation est agréable dans les premiers instans, mais elle tendra bien plus promptement à s'évanouir ; il paraît bien, en effet, que le changement quelconque, dans l'état organique, qui constitue le plaisir, s'éloigne très-peu de l'état naturel, ou propre aux parties qui en sont le siège ; car un degré de plus produit la douleur, un degré de moins, l'indifférence et la continuité a bientôt fait tout disparaître ; ce qui prouve bien la fragilité de nos jouissances purement sensuelles.

En partant du changement de ton qui correspond à la douleur, et suivant tous les degrés successifs d'abaissement qui mènent à l'insensibilité, on peut passer par les limites du plaisir. C'est-là une compensation ménagée par la nature, à l'être qui souffre plus souvent qu'il ne jouit.

Mais, quelle que soit la cause qui tend à

changer l'état d'un organe ou du systême, on voit que l'intensité de son effet affectif, dépend dans le premier instant du rapport qu'elle a avec le ton actuel de l'organe ; or, ce ton varie continuellement par les seules déterminations du principe de la vie ; donc, en n'ayant égard qu'à l'effet instantané de la même cause, et supposant qu'elle se reproduise dans des intervalles assez éloignés, les modes de son action pourront être différens ou même absolument opposés selon les changemens survenus dans les dispositions sensitives ; que si elle demeure également et constamment appliquée, les mêmes dispositions variant sans cesse pour reprendre leur état d'équilibre, affaibliront successivement son effet, quelqu'intense qu'il ait été d'abord (hors le cas de lésion subite), et finiront par le rendre insensible. Si on supposait que la cause toujours persévérante, au lieu de rester la même, variât lentement et par degrés, depuis le mode qui se rapprochait le plus du ton premier de l'organe, jusqu'à celui qui s'en éloigne davantage, chaque changement étant très-peu considérable en lui-même, il n'en résulterait aucune modification affective, mais une simple succession d'états organiques, une élévation successive de l'ensemble des forces, qui conserveraient toujours entr'elles le même rapport. C'est ainsi que toute affection, toute altération qui s'opère par degrés dans des organes même essentiels au maintien de la vie, n'occasionne dans l'individu aucun sentiment particulier, mais se transforme en *tempérament* par sa durée même. C'est ainsi que l'habitude nous cache la gêne et le désordre de nos fonctions, lorsqu'elles s'intervertissent avec lenteur, que nous passons, sans nous en apercevoir, par les modifications successives, correspondantes aux âges, aux tempéramens, aux genres de vie, aux climats etc., que tout est en nous dans un flux perpétuel; que nous croyons être toujours les mêmes; que nous mourons à chaque instant, et que nous voudrions être immortels. C'est ainsi, enfin, que notre nature devient si flexible, les modes de notre vitalité si étendus, et que la même cause qui rend les jouissances si fugitives, fait aussi que la douleur est moins cuisante, et l'existence plus assurée.

Il suit de tout ce qui précède : 1°. que l'affaiblissement de nos sensations continues ne dépend point de causes mécaniques, (et pour ainsi dire *matérielles*) telles qu'on pourrait en supposer de plusieurs espèces; mais qu'il est plutôt un résultat de l'*activité* du principe même qui produit ces sensations (1); 2°. Que les effets et les circonstances de cet affaiblissement graduel concourent à prouver l'existence et l'action réelle de ce principe inhérent aux corps organisés et sensibles.

3°. Qu'il n'y a aucun rapport nécessaire entre la manière d'agir d'une cause externe quelconque, et son produit sensitif, puisque la cause restant la même, le produit passe par toutes les nuances de dégradation, jusqu'à son évanouissement complet. 4°. Que ce dernier effet n'a lieu probablement qu'autant que les forces sensitives, d'abord plus

(1) On sait qu'il faut bien distinguer cette *activité sensitive* (que les phénomènes nous forcent d'admettre, mais qui s'exerce en nous sans conscience) de l'*activité motrice*, ou des déterminations *volontaires*.

vivement excitées et en quelque sorte cumulées dans un organe par l'application continue de la cause irritante, se remettent successivement dans le même équilibre où elles étaient avant l'impression ; comme le fluide électrique cumulé dans un systême solidaire, ne se manifeste qu'alors que son équilibre de répartition est troublé, et demeure inactif ou invisible dès qu'il s'y trouve rétabli (1).

(1) Cette tendance des machines organisées, pour revenir à leur état propre ou habituel, et y persister, est comme la force d'inertie dans la matière brute ; et c'est peut-être par ce côté qu'on pourrait le mieux les comparer, s'il y avait quelque comparaison possible en ce genre. Il me semble que c'est sans aucun fondement que plusieurs philosophes ont soutenu que l'âme (ou le principe substantifié de nos déterminations et de nos volontés raisonnées) exerçait une activité réelle sur les sensations. « Elle agit, disent-ils, pour retenir et fixer la sensation agréable. » Mais pourquoi la laisse-t-elle donc si promptement flétrir par l'habitude ? Pourquoi ne la ravive-t-elle pas dans l'organe émoussé ? et d'aillleurs agit-elle de même pour fixer la douleur si persistante ? Il n'y a point dans la sensation pure, de *volonté* proprement dite, puisqu'il n'y a pas et qu'il n'y a jamais eu d'*effort* perçu. L'action sensitive s'exécute sans conscience, suivant

Tout ce que nous avons dit des sensations continues, s'applique de la même manière aux sensations répetées. Lorsqu'une cause d'impression a agi assez longtems et assez fortement sur un organe, elle en a changé l'état, élevé d'abord le ton relatif; mais, d'un autre côté, le principe sensitif a élevé les forces du système pour les mettre, pour ainsi dire, au niveau de cette excitation, et conserver le même rapport qu'auparavant; il persiste pendant un certain tems, dans cette détermination : si, pendant qu'elle dure encore, la même cause vient à agir de nouveau, il est évident qu'elle devra produire moins de changement que la première fois, puisqu'elle trouve l'organe

---

des lois et des déterminations qui lui sont propres : aussi n'ai-je pas cru pouvoir attribuer l'affaiblissement de nos sensations, (comme celui de l'impression d'effort) à une diminution de résistance à une facilité acquise pour les mêmes mouvemens volontaires. Les effets de l'habitude diffèrent dans les deux cas, sous tant de rapports, que la même explication ou la même hypothèse ne paraît pas pouvoir s'y adapter.

et le système montés d'avance, en partie, au ton où elle tend à les porter, et qu'elle altère par conséquent bien moins le rapport des forces; la sensation sera donc moins vive. Plus les répétitions seront fréquentes et se succéderont dans de courts intervalles, plus les effets se rapprocheront de ceux de la continuité. Si les intervalles étaient assez longs pour que le système et l'organe fussent revenus à leur état primitif, il est simple que la sensation répétée serait comme nouvelle.

L'hypothèse précédente peut s'appliquer en général à toute impression, toute excitation continue ou répétée dans un organe quelconque; mais tous les organes n'admettent pas des impressions également continues, ni des excitations également vives; plus ils sont passifs, dénués de mobilité, ou plus le sentiment y prédomine sur le mouvement, plus aussi (et par leur forme même) ils demeurent livrés sans défense à la cause qui les irrite et qui peut y rester constamment appliquée; plus enfin l'effet sensitif est isolé et s'accomplit sans perturbation; d'un autre côté, ces mêmes organes passifs ont des sympathies plus étendues, des relations plus étroites avec les centres propres du sentiment; ils en sont quelquefois eux mêmes des foyers; leurs excitations remuent donc tout le systême, et peuvent modifier ses forces, déterminer son action générale. Ce sera donc aux impressions de ce genre que notre hypothèse sera plus directement applicable: si l'on se borne à considérer ces impressions sous le premier rapport, ou comme *passives*, elle expliquera très-bien les circonstances de leurs altérations par l'habitude. Sous le second rapport, ou comme *excitatives*, elle pourra donner la clef de plusieurs autres phénomènes qui concourent avec l'affaiblissement des sensations, et qui paraissent d'abord être opposés aux effets ordinaires de l'habitude, comme l'accroissement des besoins et la violence des desirs, d'un côté, correspondans à l'indifférence de l'autre, la périodicité de ces besoins; et dans certains cas, l'inaltérabilité des mêmes sensations, malgré leur répétition la plus fréquente etc. Ces phénomènes ne sauraient évidemment se raccorder avec les hypothèses mécaniques *d'une augmentation de mobilité*, ou *d'une callosité artificielle des parties*; hypothèses qu'on emploie souvent pour expliquer l'affaiblissement des impressions répétées.

Examinons successivement les effets de l'habitude sous ces deux rapports, c'est-à-dire, sur les impressions considérées comme *passives* et comme *excitatives*.

Quelles sont les impressions qui s'altèrent le plus par leur répétition?

II. Il est de fait que nos sensations s'altèrent et s'effacent plutôt et plus complettement, en proportion de la *passivité* de leurs organes propres. Cette condition est liée à celle de la continuité forcée des impressions; puisqu'alors la volonté ne peut réagir directement pour les distraire ni pour les suspendre.

Et d'abord les impressions intérieures, pour peu qu'elles persistent dans le même degré, tendent à se convertir en habitudes du *tempérament*, et quoique dans cet état elles continuent à influer sur le sentiment de l'existence qu'elles rendent triste ou pénible, facile ou agréable, elles cessent néanmoins d'être senties en elles-mêmes, mais se perdent et se confondent dans cette multitude d'impressions vagues qui concourent à former ce sentiment intime et habituel de notre existence passive. Un tel effet paraît bien se rallier à l'équilibre ou à la réaction égale des forces sensitives qui se sont coordonnées entr'elles, avec le tems, de manière qu'une impression ne continuât pas à trop prédominer sur les autres. Mais nous les considérerons bientôt sous un autre rapport.

Le tact passif répandu sur toute la surface du corps, s'offre par tous ses points à l'impulsion égale continuée ou variée, des fluides ambians ou des corps en mouvement qui l'excitent, le chatouillent, le piquent, etc., sans qu'il puisse réagir pour changer ou suspendre leurs effets; mais la sensibilité veille sans cesse, elle se met au niveau des causes d'impressions, et les modère ou les annulle (toujours hors les cas de lésions graves et subites).

L'équilibre dont nous avons parlé, et l'action du principe sensitif pour le rétablir, ne se manifeste plus clairement dans aucun autre genre d'impressions que dans celles qui correspondent aux sensations tactiles, et particulièrement à celles de chaleur ou de froid. On sait avec quelle facilité notre corps s'approprie aux changemens des climats et des températures (1), pourvu que le passage ne soit pas trop brusque ; combien les mêmes degrés continués nous deviennent insensibles; comment la sensation se proportionne toujours au ton actuel de l'organe (en sorte que tel degré nous glace ou nous brûle alternativement) ; comment de cet organe elle s'étend de proche en proche, et nous affecte d'autant plus qu'elle se concentre. On sait enfin que le principe sensitif tend à maintenir en nous une chaleur toujours à-peu-près égale, ce qu'il ne peut faire qu'en élevant ou abaissant successivement notre température, et

---

«(1) L'habitude peut donner à l'homme la faculté de » conserver la chaleur qui lui est propre, lorsqu'il » passe *tout-à-coup* par des états opposés et extrêmes » de température de l'atmosphère ». (Voyez *Barthes*, nouveaux élémens de la science de l'homme).

ramenant l'équilibre intérieur, qui, sans cette action, serait troublé à chaque instant.

Les odeurs s'affaiblissent aussi graduellement, et finissent par devenir insensibles. « Mon sachet de fleurs, disait Montaigne, sert d'abord à mon nez ; mais, après que je m'en suis servi huit jours, il ne sert plus qu'au nez des assistans ». Les odeurs sont nécessairement continues, puisque leur organe est passif, et que la respiration ne peut être interrompue. Elles ont d'abord une force excitative sur tout le système qui se monte à leur ton, et cesse bientôt d'en n'éprouver aucun changement. Sous le rapport de l'appétit, elles ont d'autres effets que nous indiquerons tout-à-l'heure.

Les saveurs s'émoussent plus par leur répétition que par leur continuité, et toujours à proportion que l'organe est plus passif en les éprouvant. Tel goût agréable ou désagréable qui nous a affecté dans le principe, particulièrement dans une boisson, nous devient bientôt absolument insensible par la coutume (excepté les cas où ces saveurs sont nauséabondes). Le goût, comme l'odorat, s'habitue aux irritans factices les plus forts, et il se paralyse presque sous leur action répétée; et cependant ces mêmes irritans deviennent des besoins impérieux.

Les sons considérés comme les impressions passives d'un organe dénué de mobilité, peuvent éprouver tout l'affaiblissement graduel qui résulte de la répétition, et de la *continuité* dont ils sont particulièrement susceptibles. On éprouve tous les jours qu'il est facile de s'accoutumer à toute espèce de bruits, au point d'y devenir absolument insensible, et ce physique, ce *matériel* du son, qui dans le principe nous affecte si vivement par lui-même, et indépendamment de tout rapport perçu, de tout effet de mélodie, perd aussi par sa fréquence, tout pouvoir excitatif; mais si, l'impression s'altère ici comme *sensation*, elle n'est point soumise à la même loi, au même mode d'affaiblissement commc *perception*; la force motrice combinée avec la sensitive, en change les résultats simples, et fait naître d'autres habitudes. L'impression *auditive* pourra perdre son attrait, mais l'impression *vocale* conservera sa distinction.

La lumière irrite d'abord avec une certaine force les fibres de la rétine; la sensibilité mise en jeu contracte ou dilate la pupille par une action tout-à-fait indépendante de la volonté; elle élève le ton de l'organe, le dispose, l'approprie au degré du *stimulus* extérieur, de telle manière qu'il n'est plus affecté, qu'il ne *sent* plus l'impression continuée ou répétée de ce même degré.

Si l'œil était immobile, si ses impressions étaient isolées, l'habitude ne dégraderait-elle pas les couleurs, comme elle altère les odeurs, les saveurs, etc. ? Il est probable que l'effet ne serait point le même; car les fonctions du centre auquel les couleurs paraissent être particulièrement appropriées, diffèrent des fonctions purement sensitives (1).

---

(1) Il est pourtant un phénomène remarquable qui semblerait prouver que les couleurs sont susceptibles de s'altérer comme les autres sensations, lorsqu'elles sont trop longtems continuées. Lorsque l'œil s'est fixé sur une même couleur, pendant un certain tems, et de manière à se fatiguer; s'il se porte en-

Quoiqu'il en soit, comme l'action volontaire des divers muscles de l'œil, coïncide toujours avec l'excitation nerveuse de la rétine, comme l'organe s'électrise lui-même par ses mouvemens, amplifie l'action des rayons lumineux quand ils sont trop faibles, les modère, ou s'y soustrait quand ils l'offensent, le jeu des forces sensitives éprouvera encore ici de puissantes diversions; les résultats de l'habitude se partageront entre l'affaiblissement, d'un côté, la persistance ou les progrès, de l'autre.

---

suite sur un mélange formé de cette couleur et de plusieurs autres, il ne verra plus dans ce mélange la couleur à laquelle il s'était habitué. Je suppose, par exemple, qu'après s'être longtems fixé sur un bleu vif, l'œil se porte ensuite sur un jaune formé du mélange des rayons verds et bleus, il ne distingue plus qu'une couleur verdâtre. Cette observation, et plusieurs autres du même genre, qui sont consignées dans un excellent Mémoire de *Buffon*, sur les *Couleurs accidentelles*, me paraissent indiquer que si l'œil était fixe, passif, ou sans moyen de se garantir de l'impression continue de la lumière, il n'y aurait guères plus de constance dans les sensations de couleurs que dans celles d'odeurs, de saveur, etc.

Ces observations prouvent, ce me semble, que l'habitude n'altère nos impressions qu'en raison de leur *passivité*; que l'intervention de la force motrice suffit pour faire varier ce résultat, en amenant d'autres produits qui ne sont point soumis à la même loi, ni aux mêmes modes de dégradation, et auxquels l'hypothèse précédente ne saurait être applicable.

Examinons maintenant nos sensations continues ou répétées, sous le rapport d'excitatives.

Comment les impressions excitatives deviennent nécessaires en s'affaiblissant.

III. A toute impression excitative du sentiment, correspondent deux effets que nous avons déja distingués; savoir : le changement fait dans le ton de l'organe, et l'élévation progressive des forces du système qui tendent à se mettre, pour ainsi dire, au même niveau; ce dernier effet doit être d'autant plus nécessaire et plus marqué, que l'organe irrité a des communications ou des relations sympathiques plus étendues, et que l'excitation, d'abord plus vive, a été plus continue ou plus souvent répétée; alors, à mesure que la sensation s'affaiblit et se dégrade dans l'organe (qui éprouve peut-être déja un commencement de callosité), le système, ou le centre le plus directement intéressé, n'en demeurent pas moins fixés au même ton; et le principe sensitif en conserve toujours quelque détermination plus ou moins persistante; il agira donc encore lorsque la cause excitative viendra à manquer : à mesure que le ton de l'organe s'abaisse, il fera une espèce d'effort pour le remonter et lui rendre l'action qu'il en avait reçue; l'impuissance de cet effort produira le trouble, le mal-aise, l'inquiétude, le *desir* (1). Si pendant ce tems d'agi-

(1) A ces déterminations sensitives *inefficaces* correspond nécessairement le mal-aise, le besoin, et les *desirs vagues* qui en sont inséparables. Le *besoin* se confond pour nous, avec la direction de nos facultés, vers l'objet *connu*, propre à le satisfaire ou à faire cesser la sensation de *mal-aise*. Voilà pourquoi on ne sépare pas ordinairement les *besoins* des *facultés* : ce sont deux termes relatifs qui se supposent l'un

tation intestine, la même cause vient à se renouveler, il y aura un instant de calme, mais la sensibilité ne sera point remplie; puisque ses déterminations sont toujours au dessus du produit réel affectif, et que l'impression devenant toujours plus faible en se répétant, ne fait qu'irriter le besoin sans pouvoir le satisfaire. C'est ainsi que l'être habitué aux excitations factices, indifférent dans la jouissance, se sent cruellement tourmenté dans la privation.

Si la cause avait plusieurs fois répété son action dans des intervalles égaux et mesurés, le centre intéressé ne manquerait point de s'éveiller au tems, à l'heure fixée

---

l'autre; cependant on pourrait concevoir un être sentant, intérieurement organisé comme nous; mais dénué de mobilité, cet être éprouverait des besoins, des desirs vagues, mais sa *volonté* ne pourrait naître. Nous commençons et nous finissons ainsi (dans le progrès des âges). Le voluptueux dont les organes deviennent d'autant plus exigeans qu'il les irrite sans cesse, a toujours besoin, *desire* toujours, et ne sait le plus souvent ce qu'il desire, et son malheur même naît de ce qu'il ne peut plus *vouloir*.

par l'habitude ; nouvelle réaction sur l'organe pour en élever le ton, nouveau malaise, nouveaux desirs. Rien ne prouve mieux, sans doute, l'activité particulière du principe intérieur de nos sensations, que ce réveil et ce sommeil spontanés, alternatifs et périodiques des centres sensibles ; mais aussi rien ne me semble manifester plus clairement une différence réelle entre le principe de l'instinct de l'appétit, et celui des déterminations raisonnées, fondées sur l'expérience ; entre les desirs vagues, et la *volonté* qui tend à un but, entre les *besoins* et les *facultés*. Tout cela se tient, sans doute, se correspond toujours plus étroitement par les progrès de la vie, mais ne doit pas moins être distingué selon la différence d'origine, et l'opposition des résultats, que l'influence même de l'habitude, nous décèle.

Outre les déterminations acquises et correspondantes aux excitations artificielles répétées, les phénomènes indiquent encore, dans les organes internes, ou les centres sensibles, des déterminations naturelles, réellement *instinctives*, et antérieures à

l'exercice

l'exercice des sens ; ces déterminations s'effectuant spontanément, suivant des lois primordiales de la vitalité, demeurent indépendantes jusqu'à un certain point de l'empire de l'habitude. Elles se distinguent même surtout en ce qu'elles résistent à ses altérations, et conservent aux impressions simples qui leur sont appropriées, un attrait toujours nouveau, que la plus fréquente répétition ne saurait flétrir. Ainsi l'estomac appète les alimens qui lui conviennent, les attire en quelque sorte, et pousse vers eux l'être sensible et moteur dont la volonté n'a pas encore eu le tems de naître. En vain les impressions de ces alimens excitent fréquemment les organes du goût et de l'odorat, tant qu'elles correspondent au besoin de la nature, elles demeurent inaltérables; une force intérieure et constante rajeunit sans cesse ces organes, et les empêche de se blâser : le pain et l'eau ont toujours la même saveur pour celui qui attend l'impulsion du besoin, tandis que les appétits factices, capricieux, s'irritent et s'émoussent par l'habitude. Cette dernière cause n'agit donc pour affaiblir les impressions, qu'autant qu'elle en a seule déterminé la nécessité; et c'est par cette circonstance notable que nous pouvons reconnaître ses produits.

Les sens particulièrement relatifs à l'appétit ne sont donc point susceptibles comme les autres de se perfectionner par l'exercice; leur mode de culture c'est en quelque sorte *l'abstinence*; ils sont toujours assez forts, assez fins, tant qu'ils sont influencés par l'action naturelle et non encore pervertie, des centres sensibles avec lesquels ils sont en rapport. Voyez quelle susceptibilité prend tout-à-coup l'odorat, à l'époque où le sixième sens se développe! Ils paraissent sortir ensemble de leur engourdissement; voyez ce sauvage affamé éventer le gibier, et le suivre à la piste...!

Ce sont les irritations factices répétées qui émoussent les organes de nos sensations, pervertissent leur instinct, soumettent toutes nos fonctions, tous nos besoins à l'empire de l'habitude, et étendent ainsi progressivement son altération sur toutes nos jouissances.

En voilà assez, sans doute, et peut-être

trop sur un sujet qui paraît s'éloigner, dans plusieurs points, du principal objet de nos recherches; mais nous avions besoin de bien déterminer l'influence de l'habitude sur les produits immédiats de la sensibilité, et de reconnaître, par le mode de cette influence, par la dégradation et la fugacité de ses produits, que ce n'est point à cette source que se rallient les progrès de nos facultés perfectibles.

CHAPITRE II.

Influence de l'habitude sur la perception.

Des Perceptions répétées. Comment elles deviennent plus distinctes.

Si toutes les facultés de l'homme étaient réduites à la *sensation* et à ses divers modes, l'habitude exercerait donc sur elles la plus funeste influence. Hors des besoins naturels, et dans tous les intervalles qui sépareraient leurs paroxismes, l'être sensitif ne recevant plus des impressions accoutumées, cette action stimulante qui fait la vie, demeurerait affaissé dans un état de sommeil ou d'engourdissement; tout exercice deviendrait pour lui principe d'altération, et, pour ainsi dire, de mort; au sein de modifications toujours variables, qui fuiraient loin de lui, et disparaîtraient sans retour, où seraient, je ne dis pas les occasions et les moyens de perfectibilité, mais même la chaîne commune qui unirait les diverses périodes, les divers instans de sa passive existence?

Quand nous réfléchissons d'un côté au peu de consistance de toutes nos modifications affectives, à la promptitude avec laquelle elles nous échappent, à ce que peuvent les progrès de l'âge pour émousser notre sensibilité, et la rendre en partie calleuse; et que nous considérons de l'autre l'extension graduelle de la portée de nos sens actifs (seuls susceptibles d'une véritable éducation), la force, l'adresse et l'agilité croissantes de nos organes moteurs, le perfectionnement rapide des facultés qui se rapportent le plus immédiatement à leur exercice, la multitude de jugemens et d'opérations compliquées, qui entrent dans cet exercice, maintenant si simple, en apparence, pourrions-nous méconnaître l'origine reélle de tous nos progrès, et ne pas voir que c'est à nos facultés motrices que se rattache d'abord l'influence la plus utile, la plus heureuse de l'habitude?

C'est à l'habitude que nous devons la facilité, la précision et la rapidité extrêmes de tous nos mouvemens et opérations volontaires, mais c'est elle aussi qui nous en cache la nature, le nombre : « Elle nous cache la part qu'elle y prend, précisément parce qu'elle y domine au plus haut degré. » Essayons de lui arracher une partie de son secret, et de démêler quelques-uns des élémens de ces produits si complexes. Voyons d'abord comment la faculté de percevoir s'étend et se perfectionne par la répétition continuelle de son exercice.

Trois causes ou circonstances principales concourent à rendre une impression répétée plus distincte, et à l'approprier à la faculté perceptive : 1°. affaiblissement du premier effet sensitif; 2°. facilité et distinction croissantes des mouvemens propres d'où dépend son caractère actif; 3°. association à d'autres mouvemens qu'elle détermine, ou à d'autres impressions qui coïncident avec elle, et servent, comme autant de *signes*, de marques propres à la distinguer et à la faire reconnaître quand elle se répète. Nous examinerons successivement chacune de ces circonstances.

Affaiblissement de la sensation répétée. Première cause de distinction.

I. Ce que nous avons dit des impressions passives dans l'introduction de ce Mémoire, et des sensations répétées dans le chapitre précédent, nous dispense d'entrer dans de longs détails sur ce premier effet de l'habitude.

Il ne peut y avoir de vision distincte, si l'action de la lumière est trop forte, eu égard à la sensibilité et au ton actuel de l'organe ; ou même, si des couleurs trop vives, trop éclatantes, frappent, surprennent la vue et la distraient des formes et des contours que dessinent leurs nuances ; il n'y aurait guères d'effet d'harmonie, si tous les timbres d'instrumens étaient de nature à produire sur l'oreille et sur le système sensible, l'effet de l'*harmonica* ou d'une cloche ; il n'y aurait pas enfin de perception distincte des formes tangibles, si la main était continuellement chatouillée, ou piquée, froissée, par le poli satiné, ou la rudesse des surfaces. Quel que fût le mode de l'action externe, la fonction de percevoir demeurerait également nulle et sans exercice, si la vue était naturellement aussi délicate qu'elle l'est dans l'*ophtalmie*, si l'ouïe avait la susceptibilité que l'on observe dans certaines affections nerveuses, et si la peau de la main était aussi sensible que celle qui recouvre le gland ou les lèvres.

Tel est l'état de l'enfant qui arrive à l'existence; tout le choque, l'irrite, le blesse; il a *senti* longtems avant de percevoir.

Par l'action répétée des mêmes objets, et les progrès nécessaires de la vie, tous les organes extérieurs se raffermissent; l'être sensitif se met au niveau des causes d'irritation qui le dominaient, lutte contre elles avec avantage, modère, affaiblit, ou anéantit même leurs impressions : tout ce qui ne frappait que par des qualités purement affectives, perd alors son influence; le cercle des sensations se rétrécit, la carrière des perceptions s'ouvre, s'étend; les forces motrices se développent; l'individu n'attend plus passivement l'action des objets; il va au devant d'eux, les convertit à son usage, en dispose comme de matériaux soumis à sa puissance.

Dès que l'habitude affaiblit les impressions, elle commence à les rapprocher, à les mettre en quelque sorte à portée de la faculté perceptive, mais son influence, considérée sous ce premier rapport, n'est encore que passive, conditionnelle et prédisposante : elle consiste seulement à écarter les obstacles et préparer les voies à la perception ; mais celle-ci ne peut réellement s'accomplir, et revêtir son caractère actif que par l'intervention et l'exercice direct de la motilité. C'est ici que commence tout progrès croissant, dont l'habitude va devenir le mobile.

Facilité et précision des mouvemens dans les organes. Seconde cause.

II. Quoique les progrès successifs de la première éducation de nos sens, ou facultés originaires, n'aient pas été observés peut-être aussi soigneusement que leur importance l'exigerait ; quoique l'observation soit ici d'autant plus délicate et difficile qu'elle ne peut être aidée, ni encore moins supplée, par aucun retour réfléchi sur notre propre expérience, on ne peut guères douter pourtant que cette éducation des organes, que l'on est accoutumé à considérer uniquement comme sensibles, ne commence par le développement de leur motilité propre ou associée, et que ce ne soit dans ce développement progressif que l'influence de l'habitude se fasse particulièrement ressentir.

Les enfans apprennent d'abord assez lentement à distinguer quelques objets à la vue; il faut que l'organe ait acquis le degré de consistance nécessaire pour pouvoir se fixer, et qu'il s'exerce ensuite aux divers mouvemens que nécessite la vision distincte. Or, cette époque coïncide avec celle où le tact lui-même commence à avoir assez de force et d'adresse pour empoigner les corps, et parcourir leurs surfaces; et sûrement il n'y a point de perceptions nettes à différentes distances, ni de jugement sur ces distances, qu'après que l'enfant a marché lui-même, ou a souvent été transporté vers les divers objets.

Il paraît bien aussi que l'ouïe, d'abord frappée du bruit, est inhabile à distinguer les sons, jusqu'à ce que l'instrument vocal, dont les progrès sont plus tardifs, soit devenu capable de lui répondre et de réfléchir ses impressions. Les organes sensibles mettent donc d'abord en jeu les organes moteurs, mais ceux-ci réagissent à leur tour, et, se perfectionnant par un exercice répété, rendent bientôt aux autres, avec usure, ce qu'ils en avaient reçu.

Pour apprécier le mode et les résultats de ces derniers progrès, observons deux effets principaux, infaillibles et toujours inséparables, que l'habitude produit en général sur notre faculté motrice, de quelque manière qu'elle s'exerce. 1°. Tout mouvement volontaire, fréquemment répété, devient de plus en plus facile, prompt et précis. 2°. L'effort ou l'impression résultante du mouvement, s'affaiblit dans le même rapport que la rapidité, la précision et la facilité augmentent, et dans le dernier degré de cet accroissement, le mouvement, devenu tout-à-fait insensible en lui-même, ne se manifeste plus à la conscience, que par les produits auxquels il concourt, ou les impressions auxquelles il est associé (1).

---

(1) Il est plusieurs autres effets remarquables, de

Ces deux principes généraux et constans, s'appliquant de la même manière absolue

---

l'habitude sur nos mouvemens, qui ont été recueillis par les physiologistes ; nous n'avons pas besoin de les répéter ici, mais nous pourrons en faire usage ailleurs. Qu'il nous soit permis cependant de nous arrêter un instant sur cet affaiblissement, de l'impression d'*effort* et sur l'espèce d'analogie qu'il pourrait avoir avec l'altération sensitive, qui résulte également de l'habitude.

Si les mouvemens du cœur, des intestins, du diaphragme, et en général des organes appelés *vitaux*, s'exécutent sans *effort*, et par conséquent sans réaction volontaire, n'est-ce pas parce que ces organes ayant leur vie propre et indépendante jusqu'à un certain point de la vie générale, leurs impressions demeurent concentrées en eux-mêmes (dans l'état ordinaire) et n'affectent point par *consensus* le système et le centre cérébral en particulier? N'a-t-on pas remarqué en second lieu, que les animaux à sang-froid dont le cerveau est nul ou n'exerce que peu d'influence, dont la vie est moins *une*, moins *solidaire*, ont, dans chacune de leurs parties, une portion de force motrice, isolée de celle du tout et qui s'y conserve avec ténacité, plus ou moins longtems après l'extinction de la vie générale? Cela posé, ne pourrait-on pas conjecturer que l'exercice répété des mêmes mouvemens, rend les parties même plus mobiles, au développement simultané de la motilité simple et de la faculté perceptive,

---

plus *irritables*, en les convertissant en foyers artificiels de forces, comme les organes vitaux, ou ceux des animaux à sang froid, en sont des foyers naturels? En admettant cette hypothèse, on expliquerait en même tems, la précision et la facilité croissante des mouvemens répétés qui repasseraient dans un ordre inverse du domaine de la volonté, sous celui de l'*instinct* (car n'est-ce pas un *instinct* particulier des organes moteurs qui faisait encore ramper le tronçon de la vipère, citée par *Pérault*, vers le trou où elle avait coutume de se retirer ? n'est-ce pas encore un instinct, que cette tendance, ce besoin, ce *prurit* involontaire que nous ressentons pour les mouvemens d'habitude?) On expliquerait. dis-je, en même tems, l'*imperceptibilité* des mouvemens, qui ne dépendant plus, du moins d'une manière aussi directe, du centre cérébral, n'affecteraient plus le systême entier par ces relations générales, d'où dépend la conscience vive des impressions : et ce serait là qu'on trouverait une analogie entre la dégradation sensitive, et l'affaiblissement de l'effort : car on sait que les parties constamment irritées, peuvent dans certains cas isoler leur sensibilité propre de la sensibilité générale, et alors l'animal ne sent plus. Cet effet de concentration, ne pourrait-il pas également s'appliquer tantôt aux organes sensibles, tantôt aux organes montrent d'abord bien évidemment l'analogie, ou plutôt l'identité d'origine de ces facultés.

Ils nous expliquent en second lieu, comment la réaction exercée du centre sur un sens externe *mobile*, devenant toujours plus prompte, plus facile (et par conséquent l'effort moins aperçu ou *senti*) à mesure que le jeu de cet organe se perfec-

---

moteurs, suivant leurs dispositions ou leurs habitudes? Les muscles fréquemment exercés, acquièrent d'ailleurs plus de volume et de masse, et cependant, leurs mouvemens plus faciles sont aussi moins aperçus; ce qui indiquerait en eux une vie propre, un véritable effet de concentration. On n'aurait donc pas besoin dans cette hypothèse, de recourir à une succession infiniment rapide de *jugemens* et de volontés, correspondante à une suite de mouvemens d'habitude, mais il suffirait d'admettre, dans la plupart des cas, une première volonté, une seule impulsion du centre moteur; et tout le reste s'exécuterait par les déterminations propres des organes mêmes. Remarquons à l'appui de cette dernière conjecture, que l'intervention du jugement et de la volonté qui déterminaient les mouvemens dans le principe, les troublent et les enraient, quand ils sont devenus très-familiers, et que ces mêmes causes sont impuissantes, pour les changer, les arrêter, ou les suspendre.

tionne, la perception peut devenir plus distincte et plus précise d'un côté, pendant que de l'autre l'individu s'aveugle plus complettement sur la part active qu'il y prend, sur les opérations et les jugemens qui concourent à lui donner sa forme et son caractère; comment enfin la fonction composée de percevoir, tend toujours à se rapprocher, par la promptitude, l'aisance, et la passivité apparente, de la *sensation* proprement dite.

C'est donc ainsi, et en enveloppant notre force motrice dans la facilité extrême de ses produits, que l'habitude efface la ligne de démarcation entre les actes volontaires et involontaires, entre les acquisitions de l'expérience et les opérations de l'instinct, entre la faculté de sentir et celle de percevoir; et lorsque nous voulons ensuite mettre à nud les différences qui séparent ces facultés, l'habitude qui tend toujours plus fortement à les confondre, nous les montre indivisiblement unies jusques dans leur berceau.

Poursuivons cependant le fil de nos analyses, et partant de ces points obscurs et éloignés de tous souvenirs où nous avons voulu le rattacher, indiquons d'abord brièvement (puisqu'ici les détails nous sont interdits), l'influence première que peut avoir la mobilité acquise par les organes même sur les impressions distinctes qu'ils nous transmettent : nous apprécierons mieux ensuite ce que les déterminations et associations formées dans un centre commun, ajoutent à ces impressions simultanément ou successivement répétées, pour les completter, les éclaircir, les combiner, les rectifier enfin les unes par les autres.

La volonté (ou pour substituer le fait à la cause), la réaction du centre s'applique d'abord, et immédiatement, aux organes mobiles, comme ceux-ci s'appliquent secondairement aux objets ; l'organe résiste d'abord à la volonté ; l'objet résiste à l'organe. Par la première résistance l'être moteur connaît les parties de son corps, par la seconde, il apprend à connaître les corps extérieurs ; mais l'habitude doit avoir déja rendu l'une assez familière et presqu'insensible à l'individu, pour qu'il puisse tirer de l'autre quelqu'instruction exacte et détaillée.

Avant que le tact, par exemple, ait acquis par l'exercice un certain degré de force et de mobilité, ses parties n'obéissent que difficilement à la volonté; il faut un effort sensible pour leur apprendre à se replier, à s'ajuster sur les corps; cet effort concentre l'attention, et la distrait des différens modes de la résistance extérieure; les impressions successives qui concourent nécessairement dans une perception complexe de *forme*, ne se démêlent point encore assez entr'elles, ou se suivent avec trop de confusion et de lenteur, pour pouvoir être combinées ou distinguées les unes des autres. Dans ce premier apprentissage, l'enfant s'instruit donc plutôt à connaître et à diriger ses propres organes, qu'à saisir et à circonscrire nettement le sujet étendu auquel il les applique; c'est ainsi que l'apprentif musicien, tout occupé à remuer, à placer ses doigts et son archet, distingue à peine les sons qu'il tire de l'instrument.

Les mouvemens de l'organe tactile, devenant extrêmement faciles en se répétant, l'effort musculaire disparaît, ou n'est plus *senti* que dans son produit, *la résistance extérieure :* c'est donc elle qui attirera désormais toute l'attention. Bientôt l'individu, méconnaissant sa force propre, la transportera toute entière à l'objet, ou *terme résistant*, lui attribuera les qualités absolues d'inertie, de solidité, de pesanteur. Il sera même d'autant plus porté à considérer la résistance, comme subsistante hors de lui par elle-même, qu'il la retrouve toujours invariable au sein de toutes les autres modifications fugitives qu'il lui attribue, ou dont il se sent le sujet.

Si nous *sentions* en effet la résistance comme nous sentons plusieurs qualités tactiles (1), il n'y aurait pas d'impression qui

---

(1) Je rapporterai ici un passage tiré des œuvres de *Maupertuis*. qui me paraît très-propre à faire voir combien l'indétermination du langage, peut aveugler quelquefois les meilleurs esprits. « Je touche un » corps, dit ce philosophe (lettre 4). Le sentiment » de dureté semble déja lui appartenir plus que ne » faisaient les sentimens d'odeur, de son, de goût. » Je le touche encore, j'acquiers un *sentiment* qui me » paraît *encore plus* à lui.... C'est l'*étendue* cependant, si je réfléchis attentivement sur ce que c'est

dût être moins *aperçue*, puisqu'il n'y en a pas de plus continue. Tant que nous veillons, elle ne cesse pas un instant de nous être présente; elle s'interpose entre toutes nos manières d'être, et fait même partie essentielle du sentiment actuel que nous avons de notre existence; mais, si sa conti-

---

» que la *dureté*, l'*étendue*; je n'y trouve rien qui me fasse » croire qu'elles soient d'un *autre genre*, que l'odeur, » le son et le goût; j'en acquiers la perception *d'une* » *semblable manière*, je n'en ai pas une *idée plus dis-* » *tincte*, et rien ne me porte à croire que ce senti- » ment appartienne plus au corps que je touche qu'à » moi-même. » N'est-ce pas, parce qu'il appliquait le même terme *sentiment*, *sensation*, à tous les produits des opérations de nos sens, que notre philosophe ne voyait aucune différence entre les manières dont nous acquérons les *perceptions* d'étendue et de solidité, et celle dont nous *sentons* une *odeur*? Ce passage confirme mieux que tout ce que je pourrais dire la nécessité de distinguer, par des termes différens, les impressions ou les actes qui diffèrent en réalité; je ne conçois pas au reste comment il est possible de soutenir que les odeurs, les saveurs sont aussi distinctes que l'étendue. *Bonnet*, *Condillac* même ont cru pourtant que ces sensations isolées pouvaient servir de fondement aux notions de tout genre.

nuité la rend très-familière, et nous en distrait le plus souvent, le moindre retour de l'attention lui rend toute sa clarté, et nous la montre invariablement de la même manière.

Les observations précédentes s'appliquent de même à l'exercice de la vue. C'est, sans doute, principalement par l'absence des habitudes de mouvemens propres à l'organe, que les aveugles-nés, quelque tems après avoir subi l'opération de la cataracte, ne peuvent encore voir que très-confusément; ils doivent faire un certain effort qui les applique et les préoccupe, lorsqu'ils veulent tourner ou mouvoir leurs yeux, jusqu'à ce que les muscles aient acquis toute leur mobilité; alors la perception est distincte, le jeu visuel s'exécute parfaitement, mais l'individu n'a plus conscience de son action, et (prévenu par les leçons du tact) il en transporte entièrement les produits hors de lui; il perçoit *naturellement* et sans *effort* la *figure* colorée dans la *forme* tactile.

Je ne sais s'il n'y aurait pas aussi une impression particulière d'effort correspondante aux mouvemens des osselets et des muscles de l'oreille, dans un homme qui entendrait pour la première fois; ce qu'il y a de certain, c'est qu'il faut que l'organe soit exercé pour proportionner les degrés de tension de la membrane du tympan, à la force des sons, et qu'il ait acquis surtout assez de mobilité et de précision dans son jeu, pour pouvoir déterminer ou suivre les articulations rapides de la voix, ce qui est toujours l'ouvrage d'une assez longue habitude; mais, celle-ci une fois contractée, nous distinguons les sons vocaux de toute espèce, nous exécutons les mouvemens compliqués qu'exige leur émission, avec une facilité et une promptitude qui nous cachent souvent notre propre action, et nous empêchent toujours d'en apercevoir les détails.

Quant aux mouvemens de l'odorat et du goût, ils sont appris par la nature, déterminés par l'instinct, leur mécanisme est presque aussi parfait en commençant, qu'après la plus longue expérience; et cela, joint à tout ce que nous avons dit d'ailleurs, prouve bien que les impressions de ces sens n'ont point de rapports aussi immédiats avec la faculté de percevoir, dont les progrès successifs sont autant d'acquisitions dépendantes de la motilité perfectionnée des organes qui lui sont appropriés.

Association des mouvemens et des impressions dans un centre commun. Troisième cause.

III. Si chaque impression conservait toujours son caractère propre et individuel, ou s'il n'entrait dans la perception d'un objet que les opérations immédiatement liées au jeu actuel du sens externe auquel cet objet s'adresse, on pourrait concevoir peut-être, par ce qui précède, comment l'habitude influe sur ces premières opérations, soit en les voilant elles-mêmes par leur facilité, soit en donnant à leurs produits une précision et une clarté supérieures. Mais, lorsqu'on veut approfondir un peu ce qui se passe dans nos perceptions les plus simples en apparence, lorsqu'on songe qu'il n'en est aucune qui ne soit un résultat combiné de plusieurs autres; que l'individu, embrassant toujours plus que ses sens ne lui montrent, tantôt réunit dans un acte simultané, leurs impressions successives, tantôt les prévient et en est affecté d'avance; qu'il ne sépare pas enfin ses souvenirs de ses impressions, et ne perçoit qu'en comparant; on sent alors la nécessité de remonter du jeu partiel des organes et des habitudes propres à chacun d'eux, au centre unique qui reçoit, combine, transforme, échange leurs produits répétés les uns dans les autres, et qui réagissant ensuite avec la somme de ses déterminations acquises, sur l'un quelconque de ces produits simples, modifie puissamment sa forme originelle, la complète, la rectifie, la dénature, et lui réunit toujours quelques accessoires qui lui sont étrangers. On sent, en un mot, que les habitudes de l'imagination doivent concourir avec celles des sens, qu'elles rentrent sans cesse les unes dans les autres, et qu'on ne peut isoler leurs effets. Occupons-nous donc maintenant de ce concours simultané, qui a une influence si marquée sur les progrès et l'extension de notre faculté perceptive.

1°. Supposons un aveugle, appliquant sa main, déja exercée, à un solide nouveau qui aurait un certain nombre d'angles et de faces, il est certain que cet aveugle ne saurait d'abord embrasser ou percevoir simultanément plus de parties que sa main n'en recouvre, et que le solide, pour peu qu'il ait d'étendue, et que sa forme fût compliquée, ne serait parcouru et connu que par succession de mouvemens : (1) or, l'habitude peut bien rendre ces mouvemens plus prompts et plus précis, mais comment parviendra-t-elle à changer la manière de procéder de l'organe, et à transformer la succession en simultanéité? D'un autre côté, comment un aveugle tel que le géomètre *Saunderson* eût-il pu démontrer *synthétiquement* les propriétés nombreuses des dif-

---

(1) Comme nous sommes habitués à percevoir les formes par la vue, et que l'œil embrasse à la fois un assez grand espace, nous ne pouvons juger de la difficulté première qu'il doit y avoir pour un aveugle, à saisir et à se représenter simultanément, les parties de l'étendue ou de la quantité continue, avec un module aussi borné que la main qui ne peut agir que par succession de mouvemens. Cependant ses représentations sont tout aussi claires que les nôtres, et il est, sans doute, bien plus rapproché que nous des abstractions géométriques.

férens corps géométriques, si pendant qu'il touchait successivement chacune des faces d'un solide, sa pensée n'en avait pas embrassé simultanément l'ordre symétrique, ou si les parties ne s'étaient pas développées et arrangées dans son cerveau sous une sorte de *perspective tangible* ?

Pour que des impressions qui se succèdent et qui sont les unes hors des autres, comme le sont celles du tact, puissent se combiner et se comparer, il faut que les termes qui composent cette suite d'impressions soient tellement rapprochés (sans néanmoins se confondre) que la trace ou l'idée du premier terme persiste encore dans toute sa force lorsque le dernier s'accomplit; mais l'impression actuelle et la trace de celle qui est passée, ne sauraient persister ensemble dans le sens, car l'une éclipserait l'autre, et il n'y aurait point de comparaison d'association possible entre les termes. C'est donc un organe intérieur et central qui, recueillant à mesure les produits successifs de l'action externe, peut seul les fixer, les conserver, et réunir, pour ainsi dire, dans un seul et même cadre, les impressions qui frappent actuellement le sens, et celles qui viennent de lui échapper dans sa course.

Cela posé, on conçoit que l'habitude peut faciliter de deux manières, pour un aveugle, la perception distincte et presque simultanée du composé tangible; car, d'abord les mouvemens du tact devenant plus précis, plus détaillés et plus rapides, les impressions individuelles et successives de la résistance et de ses modes, seront mieux circonscrites et surtout plus rapprochées, plus étroitement serrées dans la chaîne qui doit les unir; en second lieu, les déterminations motrices, correspondantes de l'organe central, acquérant par la répétition plus de profondeur et de force, tendront à s'effectuer concurremment avec les impressions du sens, avec une promptitude et une facilité supérieures; mais dès-lors la perception sera presque toute intérieure, et l'aveugle touchera plus, pour ainsi dire, par son cerveau que par sa main : il suffira que le sens externe donne le premier avertissement; le plus léger contact, la plus simple *appréhension* de l'objet familier, mettront en jeu l'imagination, disposée à réagir, et le tableau complet, la perspective solide s'y déroulera instantanément et sans effort. Mais nous allons voir des exemples plus sensibles de cette influence de l'imagination montée par l'habitude sur notre faculté perceptive.

2°. Si les phénomènes qui sont le plus rapprochés de nous, et qu'une répétition constante nous a rendus très-familiers, pouvaient encore nous surprendre, n'y aurait-il pas de quoi s'étonner, en effet, qu'un organe aussi étranger que l'œil à l'impression de résistance, soit parvenu à en démêler, à en *deviner*, pour ainsi dire, toutes les formes, toutes les apparences, au point de faire mettre en doute, si la nature ne l'a pas directement approprié à cette impression ? Une association aussi intime, une adhérence aussi invincible entre deux genres d'impressions hétérogènes, atteste bien ce que peut l'habitude pour changer le caractère propre et individuel des impresions de nos sens; les composer, les combiner les unes avec les autres, en conservant au produit total l'apparence d'une simplicité parfaite.

Les organes du tact et de la vue sont essentiellement liés l'un à l'autre par les rapports naturels de motilité; et c'est de là que dépendent surtout la coïncidence parfaite et la transformation réciproque de leurs impressions. Du concours premier et non interrompu des deux perceptions, visuelle et tactile, en résulte une troisième qui tient des deux, mais qui n'est, ni l'une ni l'autre isolément; car certes (et quelqu'idée que l'on puisse se faire d'ailleurs des fonctions propres de la vue) nous ne voyons point comme si nous n'étions pas habitués à toucher, et nous ne touchons pas comme si nous n'avions jamais vu.

Lorsque l'œil, se confiant à ses premières habitudes, aux leçons qu'il a reçues du tact, commence à voler de ses propres aîles, et va saisir la couleur à l'extrémité des rayons où la main avait déja rencontré la résistance, cette impression simple et isolée de couleur suffit pour effectuer dans le centre cérébral, la détermination ou l'idée de résistance, associée par une constante répétition; les produits de l'organe intérieur se mêlant, se confondant ainsi avec ceux du sens externe; l'individu qui voit sans toucher se retrouve dans le même état que lorsqu'il voyait et touchait simultanément. C'est par le même effet que le simple contact d'une face représentait à l'aveugle cité précédemment, la forme totale du solide familier.

Comme la vue seule croit saisir la résistance dans la couleur, la main à son tour croira embrasser la couleur dans la résistance. Les deux impressions se servent ainsi de *signes* réciproques; et, confondues par l'habitude dans une perception indivisible, sont à jamais inséparables. La fixité de ce lien, formé ou préparé en partie par la nature, devra peut-être moins nous surprendre lorsque nous verrons des associations toutes artificielles, cimentées par l'habitude seule, au point de devenir presqu'aussi indissolubles.

La vue reçoit le complément plus tardif de son instruction, par l'exercice répété et varié de la faculté locomobile; c'est alors qu'elle atteint à des distances où le tact ne peut la suivre, pour confirmer et rectifier ses rapports trop souvent précipités; les déterminations de ce dernier sens deviennent plus obscures, à mesure que celles de l'autre prennent plus d'ascendant ; alors l'œil semble avoir pour fonctions propres et exclusives de mesurer l'étendue, d'assigner les distances, de déterminer les formes ; tout module est dans la couleur, dans le degré d'ombre ou de lumière ; le jugement a perdu sa base naturelle ; il n'y a plus de rapport fixe ; tout est léger, mobile, comme l'organe qui semble avoir usurpé le domaine entier de nos perceptions. Une habitude en remplace une autre, et détruit souvent son effet : l'individu accoutumé, par exemple, à juger de la grandeur d'un objet par la distance, et de la distance par l'intensité des rayons lumineux, ou le nombre d'objets interposés, suivra tantôt l'habitude, malgré l'expérience évidemment contraire, tantôt l'expérience, malgré l'habitude, qui devrait s'y opposer. Si l'image d'un objet familier est fortement empreinte dans le cerveau, quelles que soient les apparences visibles qui correspondent à sa position, à la distance, à la dégradation des nuances dont il est coloré, l'imagination lui restituera ses formes, ses dimensions, presque toute sa clarté première, et réagira ainsi pour modifier le sens externe, comme celui-ci avait agi précédemment pour la monter. L'avertissement le plus léger, la circonstance accessoire la plus éloignée, suffiront pour déterminer ce jeu intérieur, qui transforme la perception directe, en lui ajoutant un signe. Je vois de loin, par exemple, un objet dont toutes les parties me paraissent rétrécies, confondues, sans qu'il me soit possible d'en démêler aucune, à la distance où je suis; mais, si je viens à être prévenu de quelque manière que ce soit, que c'est tel objet, dont la perception m'est familière, je distingue à l'instant sa forme, sa grandeur, etc.; pourquoi ce changement subit dans la portée de l'organe ? Qu'un homme s'avance ou s'éloigne, je le vois toujours de la même taille ; pourquoi, l'angle optique variant, la perception est-elle fixe (1) ?

(1) Voulons-nous dérouter ces habitudes et en séparer ce qui appartient réellement à l'impression actuelle ? transportons-nous dans des circonstances toutes nouvelles ; prenons, par exemple, un télescope, un miroir concave, et fixons une image qui s'avance du foyer vers l'œil, elle nous paraîtra grossir exac-

Si l'habitude n'avait pas empreint d'avance, dans le cerveau, des images qui se mêlent, se confondent perpétuellement avec les apparences extérieures actuelles, et les modifient de mille manières, on pourrait, sans doute, fixer d'après les lois de l'optique, les bornes de la vision distincte; mais combien ces bornes s'éloignent et varient, selon la connaissance plus ou moins familière que nous avons des objets, selon le jeu et les habitudes de l'imagination! et comment, en faisant abstraction de ces habitudes, pourrait-on concevoir les changemens prodigieux qui devraient s'opérer dans la configuration et la courbure de l'œil, pour voir distinctement à des portées si différentes?

---

tement dans les proportions de sa distance. C'est qu'ici la perception est isolée de tous ces accessoires, de toutes ces comparaisons très-réelles, quoiqu'inaperçues, auxquelles se rattache notre manière de voir habituelle. C'est par le même effet que la lunette isolant un astre à l'horison, détruit le prestige de son grossissement, et fait évanouir ces dimensions exagérées, que créaient les habitudes de l'imagination.

Remarquons bien ici que tous ces effets de l'imagination, ces jugemens, ces souvenirs, qui donnent à la perception sa forme actuelle, coïncident avec la promptitude et la facilité des mouvemens et du jeu de l'organe externe; l'habitude rendant les jugemens comme les mouvemens toujours plus prompts et plus insensibles, l'activité de l'individu finit par se transporter toute entière dans l'objet extérieur; la couleur, la figure, la forme, la distance, tout se cumule sur le noyau solide, et se confond dans une impression, une *sensation* indivisible que l'œil semble recevoir *naturellement* en s'ouvrant à la lumière. Telle est la grande loi de l'habitude, des opérations, des mouvemens sans nombre associés entr'eux, devenus extrêmement prompts et faciles; affaiblissement et disparition de l'effort, insensibilité dans l'action, clarté et précision dans son résultat.

3°. Tout ce que nous avons dit dans les deux articles précédens doit s'appliquer aux impressions de l'ouïe et aux mouvemens vocaux : il suffira de remarquer ici les analogies principales.

Les impressions de l'ouïe sont naturellement successives comme celles du tact, et l'habitude nous apprend de même à distinguer d'abord les termes successifs par autant de mouvemens; puis à les réunir et à en percevoir nettement plusieurs ensemble : elle crée ainsi une harmonie pour l'oreille, comme elle créait une symétrie pour le tact; parité de moyens et d'effets : à mesure que l'instrument vocal se monte, et contracte des déterminations parallèles à celles de l'ouïe, la succession mélodieuse est plus distinctement perçue; la promptitude peut s'accroître indéfiniment, les termes se toucher, rentrer les uns dans les autres sans se confondre; bientôt la voix, en vertu de ses habitudes, les prévient, les supplée ou les accompagne; l'ouïe est-elle frappée du *dessus?* la voix peut lui répondre par la seconde partie ou la basse. Le son *direct* se sépare intérieurement du son harmonique *réfléchi*, et tous les deux, perçus ensemble, se distingueront ensuite au dehors, bien plus aisément. Remarquons cependant que l'oreille s'accoutume toujours plus ou moins difficilement aux effets d'harmonie, tandis que la mélodie est un plaisir de tous les âges, de tous les lieux ; et cela même ne confirme-t-il pas nos principes ? La source de toute distinction est dans la motilité : sans l'organe vocal les facultés de l'ouïe seraient extrêmement bornées : or, ce premier organe ne peut jamais exécuter qu'un mouvement, un son à la fois.

L'exercice du tact et du mouvement progressif rentre aussi dans les habitudes de l'ouïe ; mais cette association n'a peut-être pas tout l'effet qu'on lui attribue. Nous aurions beau savoir et reconnaître que deux sons viennent de deux corps différens, nous ne les confondrions pas moins, si l'organe n'était pas disposé et exercé comme nous venons de le voir. Nous apprenons aussi par certains signes (que l'habitude nous crée et nous fait ensuite confondre dans l'impression même) à juger de la distance de l'objet d'où part tel bruit, tel son connu, qui nous frappe : ces jugemens très-rapides sont toujours plus confus, moins assurés, fondés sur un plus grand nombre de répétitions que ceux de la vue, qui leur correspondent; mais le mécanisme en est absolument le même.

Enfin toutes nos sensations affectives même, pourvu qu'elles soient tempérées jusqu'à un certain point, s'associent avec l'impression de résistance, avec l'exercice de nos divers mouvemens; et, rapportées à l'extérieur ou aux parties de notre corps qui en sont le siège, reçoivent ainsi le faible degré de lumière dont elles sont susceptibles : quelquefois elles prennent place parmi les signes de l'imagination, mais c'est le plus souvent pour la troubler ou la distraire; elles entrent dans nos jugemens, mais c'est pour en confondre les termes; leur puissance excitative domine sur tout, mais obscurcit tout.

Nous avons vu par quelle suite de moyens, quelles répétitions d'actes, notre faculté perceptive se forme et se développe; nous nous sommes transportés à la naissance de ses premiers produits, pour observer l'ordre le plus simple de leurs combinaisons. Continuons à examiner comment ces produits s'étendent et se compliquent par l'addition répétée de nouvelles circonstances, quels sont les divers ordres d'opérations et de jugemens qui en résultent, ce que peut enfin l'habitude pour rendre ces opérations toujours plus promptes, plus faciles, ces jugemens plus inflexibles et plus opiniâtres, pour aveugler enfin l'individu, sur l'origine et le nombre des unes, sur le fondement et la légitimité des autres.

CHAPITRE III.

Des perceptions associées et des divers jugemens d'habitude qui en résultent.

« *OMNES perceptiones tàm sensùs,*
» *quàm mentis, sunt ex analogiâ homi-*
» *nis, non ex analogiâ universi; est que*
» *intellectus humanus instar speculi ad*
» *radios rerum inæqualis, qui suam* na-
» turam, *naturæ rerum immiscet, eamque*
» *distorquet et inficit* ». (Baco.)

La *nature* de l'entendement n'est autre chose que l'ensemble des habitudes premières de l'organe central qui doit être considéré comme le sens universel de la *perception*. Les déterminations propres à cet organe, et persistantes dans son sein, constituent cette faculté que nous avons appelée *imagination*, C'est elle qui, réagissant sur les sens externes, et mêlant sans cesse ses produits à leurs impressions, devient comme un *miroir inégal* et mobile, propre à transformer les *rayons des choses*, à en modifier les rapports.

A mesure que le champ de notre faculté perceptive s'étend et se diversifie, que les impressions se combinent, que les opérations et les jugemens se multiplient, le *miroir* imaginaire acquiert plus d'influence, et c'est par sa lumière réfléchie, bien plus que par les rayons directs que nous finissons par percevoir et contempler les objets.

Nous avons déja vu quelques-uns de ces effets premiers de l'imagination, suivons-les dans un ordre plus élevé d'associations et de jugemens.

Perceptions associées par simultanéité.

I. Nous ne pouvons guères plus cesser de percevoir quelque chose qui nous résiste, que cesser de sentir notre propre existence. L'impression d'effort est la première et la plus profonde de toutes nos habitudes; elle subsiste pendant que les autres modifications passent et se succèdent; elle coïncide donc avec toutes, et leur fournit une base où elles s'attachent, se fixent.

Mais l'effort suppose deux termes, ou plutôt un *sujet* et un *terme* essentiellement relatifs l'un à l'autre; c'est bien toujours le sujet qui est modifié, mais, s'il ne faisait que sentir, il demeurerait identifié avec sa modification, et s'ignorerait lui-même; il ne peut se connaître sans se circonscrire, sans se comparer à son terme; c'est dans ce dernier qu'il se perçoit, qu'il se *mire* en quelque sorte; c'est donc là qu'il rapportera également tout ce qu'il distingue et compare.

Tel est le fondement de ce rapport d'*inhérence*, de nos modifications plus ou moins affectives (pourvu qu'elles n'occupent pas toute la faculté de sentir) aux parties du corps qui en sont le siége, et surtout des impressions indifférentes et distinctes, au soutien extérieur et résistant sur lequel elles se cumulent; jugement premier, et devenu si profondément habituel, qu'il ne fallait rien moins que toute la puissance de la réflexion pour s'en étonner et en interroger les causes!....

Nos modifications associées par simultanéité à la résistance, et transportées hors de nous, sont déja loin, sans doute, de leur caractère simple et individuel; comme sensations *pures*, elles seraient en quelque sorte isolées ou sans lien commun qui les unît; comme *qualités* de *l'objet*, elles se groupent, se pressent autour de lui, y adhèrent avec force, et se combinent en une seule perception, représentée au dehors par l'unité résistante, de même qu'une série d'unités simples se trouve réunie et fixée par un signe unique; et en effet, le *signe* naturel remplit le même office pour les sens et l'imagination, que le symbole artificiel pour la *mémoire*, (comme nous le verrons ailleurs).

Parmi ces qualités hétérogènes dont l'expérience grossit le nombre, et dont l'habitude cimente l'association, il n'en est pas une qui ne puisse servir de signe à toutes celles qui concourent à former le même composé; il suffit pour cela que l'organe central ait contracté par la fréquence des répétitions, les déterminations nécessaires pour en reproduire l'ensemble, par l'action simple et renouvelée de l'un des élémens associés. Même mécanisme que celui dont nous avons parlé (chap. précédent), dans l'exercice du tact et de la vue. Mais cette fonction de *signe* n'appartient pas également à toutes les impressions élémentaires; l'habitude l'attribue quelquefois d'une manière exclusive à celle qui a plus continuement frappé l'organe, ou qui joue un rôle plus essentiel dans la perception totale; celle enfin sur qui l'attention s'est plus particulièrement et plus souvent arrêtée. Les *signes d'habitude* sont ordinairement tirés des formes, des figures, des couleurs; le tact fournit toujours les plus fixes, les moins trompeurs; là est l'origine première du *jugement* et la base de tout bon jugement; l'œil donne les plus superficiels, les plus légers, et delà une multitude d'illusions; les autres sens prennent une part moins active, moins générale dans nos jugemens; leurs signes sont ordinairement plus incertains et plus confus; mais quelqu'accessoire, quelque incertaine que soit la qualité qui remplit cette fonction de signe, elle peut toujours, en vertu des habitudes acquises et des déterminations persistantes dans le centre commun, provoquer la réaction plus ou moins énergique de ce centre sur les sens externes, entraîner ainsi mécaniquement l'apparition imaginaire de l'ensemble des qualités, ou impressions associées, et, sinon leur perception illusoire, du moins la supposition actuelle de leur co-existence.

Là, est une des principales bases de l'expérience qui nous dirige, mais aussi une source trop féconde des préjugés qui nous aveuglent.

Familiarisés avec les apparences extérieures des objets qui nous ont assiduement frappés, nous jugeons rapidement sur la plus simple de ces apparences, l'identité ou l'analogie de leurs propriétés les plus intimes, sans avoir besoin de les vérifier de nouveau ; nous les reconnaissons, nous les supposons sans examen, nous les voyons par l'imagination, lors même qu'elles se dérobent à l'œil.

Ainsi le médecin expérimenté lit dans un signe extérieur, tous les pronostics et les diagnostics d'une maladie; le chimiste dira sans hésiter à la première inspection d'un minéral, quel est le nombre, la nature des élémens qui le composent; le peintre embrasse d'un coup-d'œil tout l'effet d'un tableau ou d'une perspective; le musicien voit et croit entendre simultanément, en parcourant une page de partition, l'effet harmonique de toutes les parties; le marin, avec une vue ordinaire, distingue un vaisseau dans le point obscur qui s'avance des bornes de l'horison.... Tous croyent voir et sentir immédiatement ce qu'ils imaginent, jugent ou comparent; tant l'habitude a rendu ces opérations faciles, promptes et assurées. Sans doute il est heureux de juger rapidement, mais il importe surtout de bien juger et de ne voir que ce qui existe; or, les signes qui se fondent uniquement sur l'habitude, remplissent-ils toujours ces conditions essentielles?

Quels rapports, quels liens si étroits existent-ils entre les apparences extérieures et superficielles qui nous ont toujours frappé, et ces qualités intimes qui se sont dévoilées dans certains cas seulement, à nos expériences? Parce qu'elles se sont rencontrées quelquefois ensemble, peut-on affirmer leur coïncidence fixe, nécessaire? De ce qu'elles sont associées dans l'imagination, s'en suit-il qu'elles soient invariablement unies au dehors ? Ces mêmes apparences ne peuvent-elles pas se retrouver dans des composés essentiellement différens, ou manquer dans des substances qui sont, d'ailleurs, parfaitement semblables? Quelles erreurs, si nous concluons par habitude, l'identité dans le premier cas, la diversité dans l'autre, si nous jugeons des propriétés de l'or, par la couleur jaune, de la douceur du sucre, par la blancheur, etc.

Ce sont des signes d'habitude qui abstraits, en quelque sorte, des perceptions familières, et transportés au sein de formes nouvelles tout-à-fait différentes, donnent à nos premiers jugemens une généralité trompeuse, et commencent à ouvrir le cercle de l'erreur avec celui de la connaissance. Ainsi l'enfant, séduit par quelques apparences grossières dans la forme, les vêtemens etc., applique à l'étranger le doux nom de père (1), ainsi l'homme, encore

---

(1) C'est aussi sur cet effet premier des signes

enfant, étend son *moi* sur toute la nature, prête sa volonté, sa force propre à tout ce qui soutient avec lui le rapport général de mobilité, anime de son ame les astres, les nuages, les fleuves, les plantes, et peuple de génies, de puissances motrices, invisibles, le ciel et la terre.

Le même principe d'illusions nous suit depuis le berceau, jusqu'au développement complet de nos facultés : ce sont les habitudes de l'imagination qui altèrent presque toujours les simples rapports des sens, nous

---

d'habitude qu'est fondée la conversion prompte et naturelle des noms individuels, en termes généraux et appellatifs. J. J. Rousseau méconnaissait bien cet effet, lorsque s'exagérant les difficultés de la naissance des langues, il dit (dans son Discours sur l'origine et l'inégalité des Conditions) : que « Si le sauvage appelait un chêne A, il en nommerait un autre B, et etc. » Il est bien plus probable que tout ce qui aurait des branches et des feuilles, serait nommé A, comme le premier chêne. Ce n'est pas la trop grande multiplicité des signes qui est à craindre dans l'origine, c'est au contraire leur trop petit nombre. Tout se ressemble au premier coup-d'œil ; les différences échappent, et l'on est toujours disposé à voir comme on a vu, et seulement ce qu'on a toujours vu.

font préjuger du fond des choses, par quelque portion familière de l'écorce, de la nature des objets par nos impressions accoutumées, de l'identité des faits par les plus faibles ressemblances.

Ce sont ces habitudes qui nous entraînent dans une précipitation, ennemie de tout examen, nous donnent cette confiance aveugle qui ne sait plus douter ni s'enquérir, et perpétuent ainsi les erreurs, les préjugés qu'elles ont fait naître; par elles tout ce qui est relatif devient absolu; ce qui est circonscrit dans un point de l'espace et du tems, s'étend à tous les tems, à tous les lieux. Ainsi, des expériences tronquées, des faits isolés ou mal vus, acquièrent dans l'imagination prévenue, qui s'obstine à en reproduire le simulacre, la généralité et l'inflexibilité des lois de la nature.

Nous verrons dans la suite, comment les signes artificiels concourent à étendre et à cimenter cet ordre d'associations et de jugemens d'habitude; il suffit ici d'en avoir reconnu les bases et indiqué les effets généraux.

Perceptions associées dans l'ordre successif.

II. Lorsqu'une impression est convertie en signe d'habitude, sa présence renouvelée secouant, pour ainsi dire, tout le faisceau de celles qui lui sont associées par simultanéité, l'individu perçoit en un instant indivisible, une multitude de qualités qu'il rapporte à l'objet familier, quoiqu'elles n'y soient point actuellement comprises. Quand même l'habitude lui permettrait alors de revenir sur lui-même et de songer à séparer les produits de son imagination d'avec ceux de ses sens, leur instantanéité, leur coïncidence parfaite y mettrait le plus souvent un obstacle invincible. Il n'en est pas tout-à-fait de même dans les associations formées par la répétition d'un certain ordre successif : ici le jeu de l'imagination, s'intercalant en quelque sorte dans l'intervalle qui sépare deux termes d'une série habituelle, peut s'isoler de l'un et de l'autre, et se manifester à la plus simple réflexion.

D'un autre côté, comme la plupart des phénomènes se développent à nos sens dans un ordre successif, c'est principalement sur cet ordre que devront se mouler les habitudes de notre imagination et de nos jugemens Cette classe d'habitudes est donc en même tems la plus nombreuse et la plus facile à reconnaître.

Si plusieurs impressions se sont succédées un certain nombre de fois, dans un ordre constant et uniforme, l'organe de la pensée aura contracté les déterminations nécessaires pour les reproduire de la même manière, et avec une précision, une régularité, une assurance qui se proportionnent toujours à la fréquence des répetitions. La première impression, ou le premier terme de la série, ne pourra donc se reproduire sans que tous les autres se réveillent successivement et dans leur ordre. Comme dans une chaîne dont les anneaux, quoique distincts entr'eux, sont étroitement unis, l'impulsion communiquée au premier se transmet rapidement jusqu'au dernier de la file.

Si nous supposions que l'impulsion commençât par un des anneaux mitoyens de la chaîne, le mouvement se propagerait également en montant comme en descendant vers les deux extrêmes; de même si un terme quelconque de la série habituelle d'impressions, vient à se réaliser seul au dehors, il ne manquera pas de réveiller dans l'imagination, tous ceux qui l'ont précédé (en rétrogradant jusqu'au premier) comme ceux qui l'ont directement suivi. En considérant un terme quelconque par rapport à celui qui le suit (ou que l'imagination reproduit toujours immédiatement après lui en vertu de l'habitude), ce terme est dit ou jugé *cause*, et son suivant est dit ou jugé *effet*. Ainsi, quand nous voyons un corps en mouvement, nous imaginons, ou nous supposons tout de suite une *cause*, c'est-à-dire, un autre corps qui a choqué celui-là, et nous remontons ainsi de cause en cause jusqu'à la main qui peut avoir lancé le premier mobile; l'habitude, excluant avec opiniâtreté toute autre cause de mouvement (1) : de même si nous voyons

(1) Cet effet de l'habitude s'est bien manifesté dans les efforts que l'on a faits pour rattacher tous les phénomènes aux lois du mouvement impulsif.

un corps qui s'avance vers un autre, nous supposons sans hésiter, ou nous réalisons d'avance, par la pensée, le mouvement qui va être communiqué au dernier, et cet effet auquel nous sommes préparés par tant de répétitions antécédentes, nous paraît tout simple.

L'habitude nous crée des *causes* dans l'*ordre* des *successifs*, comme des *essences* dans celui des *co-existans*; et ces relations de priorité et de postériorité que nous nommons *idées de cause et d'effet*, ont tout leur fondement dans les déterminations de l'organe de la pensée, assujetti par l'habitude, à retracer nos impressions successives dans le même ordre selon lequel elles se sont constamment reproduites (1).

---

(1) L'idée de cause nous vient, dans l'origine, de l'exercice de nos mouvemens, de notre propre action; ce n'est qu'en modifiant tout ce qui nous environne, en exerçant notre puissance, que nous pouvons nous considérer comme causes actives. En transportant notre force (d'abord avec notre volonté, et puis abstraite de la volonté) aux corps qui se meuvent, nous les considérons à leur tour comme *agens*, comme doués de *forces*, comme *causes*.

Fortifiée par une multitude d'expériences, cette habitude acquiert un ascendant irrésistible, devient le mobile de toute notre conduite, la cause déterminante de nos actions journalières. La succession constante des mêmes phénomènes, se trouvant représentée, en effet, par une suite fixe et parallèle d'images ou de déterminations persistantes dans le sens intérieur, le premier signe associé, suffit pour réaliser d'avance l'ensemble de ces phénomènes au regard de l'imagination. Frappés de ces tableaux, comme des évènemens mêmes qu'ils nous annoncent, nous agissons, nous disposons avec sécurité tous nos moyens d'industrie, tantôt pour mettre à profit les influences favorables, tantôt pour détourner les effets pernicieux des causes ennemies. L'apparition de l'étoile de *Syrius* préparait l'antique Égypte aux débordemens fertiles du Nil, l'ignorant matelot, comme le disciple éclairé de Newton, lit dans les phases de la lune le tems des marées fortes ou faibles : le simple habitant des campagnes juge, sans baromètre des variations prochaines de l'atmosphère, et règle tous ses travaux sur l'ordre immuable des révolutions célestes. Tout devient *signe* dans la nature, parce que tout se lie par l'habitude dans l'organe doué de la faculté de percevoir les phénomènes, d'en conserver et reproduire les images....

Mais revenons à notre série d'impressions familières; nous en avons assimilé les termes aux anneaux contigus d'une chaîne mobile; et si on supposait en effet chaque impression représentée par le mouvement correspondant d'une fibre du cerveau, on pourrait imaginer un enchaînement quelconque entre ces fibres, dont l'habitude resserrerait les liens, rendrait les communications plus intimes, etc. (1).

Dans cette hypothèse, l'action communiquée à la première, ou à l'une quelconque des fibres ainsi liées, se transmettrait rapi-

---

(1). Ces sortes d'hypothèses, dont *Bonnet* a fait un si grand usage, ne sont point destinées à expliquer le *comment* des faits; mais il faut les considérer comme des symboles conventionnels propres à rendre ces faits eux-mêmes plus sensibles, à les mettre, pour ainsi dire, en relief, et à exposer leur liaison dans un ordre plus méthodique.

dement à toutes les autres, et l'individu aurait une suite d'idées ou de représentations intérieures, parallèle et correspondante à l'ordre habituel des perceptions qui lui viennent du dehors. Maintenant il peut arriver, ou que ces dernières perceptions se succèdent en effet dans l'ordre accoutumé, comme l'individu les imagine, et pendant qu'il les imagine, ou que cet ordre étant subitement interverti, troublé à l'extérieur, contrarie celui des habitudes du cerveau, ou enfin que ces habitudes aient leur effet libre et spontané, indépendamment de tout signe, de toute provocation étrangère. Nous examinerons successivement chacun de ces trois cas.

1°. Lorsque les fibres sont disposées au mouvement et montées, pour ainsi dire, au *ton* d'une suite d'objets familiers, l'apparition de l'un d'eux suffit seule pour retracer tous les autres; le cerveau devance le sens externe, réagit sur lui, et lui montre par une sorte de réflexion, bien plus qu'il ne percevrait directement. Chacune des fibres ayant donc déja pris d'elle-même le mouvement que l'action du dehors tendait à lui communiquer, lorsque cette action viendra à s'effectuer dans l'ordre accoutumé, elle apportera peu de changement à l'état de la fibre qui, semblable à une corde vibrante animée, doit éprouver moins de changement par la force qui la frappe dans le sens de ses oscillations actuelles, que par celle qui la tirerait du repos absolu. S'il y a moins de changement, l'impression sera donc plus faible; mais qu'est-ce que cet affaiblissement d'une impression dans le centre cérébral? est-ce une dégradation successive jusqu'à l'entier évanouissement, comme dans la sensation simple? Non, la perception répétée ne se dégrade point, à proprement parler, elle devient seulement plus *indifférente*, parce que, coïncidant avec les dispositions du sens intérieur, elle le laisse à-peu-près dans le même état; et que la sensibilité, de quelque manière et dans quelque organe qu'elle s'exerce, ne vit, ne s'alimente jamais que de changemens, de contrastes; mais la perception, même *indifférente*, n'en demeure pas moins également susceptible de distinction; lorsque l'insouciance de l'habitude la laisse échapper, l'acte volontaire qui la forma peut encore souvent la retenir, la raviver, et lui rendre, sinon son attrait, du moins sa clarté première (1).

Le même mécanisme nous explique donc la promptitude, la facilité de succession, de nos perceptions répétées, comme notre indifférence pour leurs objets. Nous voyons aussi pourquoi tout effet habituel, se trouvant accompli d'avance dans l'imagination, lorsqu'il se réalise au dehors, n'a plus aucune force pour nous émouvoir et nous surprendre, pourquoi nos sens glissent avec tant de distraction sur la surface des objets familiers (*consuetudine oculorum assuescunt animi, neque mirantur neque requirunt causas earum rerum quas semper vident.* Cicero. Tuscul.) Qu'y a-t-il en effet de

(1) Si *sentir* est la même chose que percevoir, pourquoi ne pouvons-nous pas de même retenir et raviver nos modifications affectives, lorsque l'habitude les flétrit? Pourquoi tous les efforts de l'attention sont-ils impuissans pour faire revivre l'odeur du *sachet* de *Montaigne*? Cela prouve la différence qu'il y a entre les fonctions du centre qui perçoit, et de l'organe qui sent.

nouveau, d'intéressant à connaître dans un objet deja vu tant de fois? Pourquoi le sens externe s'appliquerait-il encore à le visiter en détail? Où est le besoin, lorsque l'imagination mobile a tout embrassé dès le premier avertissement? Où est le motif, lorsque l'apathique indifférence étouffe toute curiosité? C'est ainsi que la nature étale vainement à nos yeux accoutumés, ses plus beaux, ses plus imposans phénomènes; leur ordre de succession est uniforme, leurs gradations bien ménagées; on est préparé à les voir parce qu'on les a toujours vus, et ce qu'on voit prépare toujours à ce qui doit suivre.

Facilité, rapidité, indifférence, voilà donc les trois résultats concomitans de l'habitude, tant que l'ordre perçu demeure parallèle à l'ordre imaginé.

2°. Mais, pendant que l'imagination avertie par le premier signe extérieur, se hâte de réaliser la série accoutumée, avant que l'organe plus lent n'ait pu en saisir les termes, s'il survient au dehors une interruption, un changement dans l'ordre familier; la fibre, la corde animée vibrante se trouve brusquement arrêtée dans ses oscillations ; une force pulsante tend à lui imprimer des mouvemens contraires, son état est changé, sa sensibilité excitée... Selon les degrés d'opposition, la grandeur ou la vivacité des contrastes, le plaisir ou la peine attachés à l'état antérieur, l'importance de l'effet attendu, ou seulement selon l'ancienneté de l'habitude, la rapidité et la force dont elle entraînait, les fibres dans leurs mouvemens (1), l'imagination dans sa pente ; l'individu sera frappé de surprise, d'étonnement, d'admiration, de crainte, de terreur ou d'effroi.

C'est ainsi que tout phénomène nou-

---

(1) Cet effet peut être comparé à celui que nous éprouvons lorsqu'un organe moteur, étant disposé à soutenir tel degré de résistance accoutumée, la cause habituelle vient à manquer, ou trompe l'effort attendu, comme lorsque nous faisons un grand mouvement pour un petit effet, etc. Le sentiment de surprise ne peut naître qu'à la suite d'une comparaison entre l'*effet* et la *cause*; il a donc la même origine que cette dernière idée, l'être sensitif pourrait passer par une suite d'états effectifs, sans éprouver ce que nous appelons *surprise*.

veau (1), toute suspension, tout changement dans un ordre qui nous est devenu familier, réveillent notre attention, notre sensibilité engourdies par l'habitude. Si l'ordre constant de la nature, si la marche régulière de ces globes qui se balancent dans l'espace, si les produits trop uniformes des composés que nous soumettons à nos expériences, peuvent refroidir la curiosité, amortir l'ardeur, le besoin de connaître; des anomalies réelles ou apparentes, dans cet ordre réputé invariable, des faits extraordinaires, des combinaisons imprévues, souvent offertes par d'heureux hasards, viennent rendre le mouvement à l'esprit humain, l'arrachent à sa léthargie, et le poussent encore plus loin dans la carrière indéfinie, ouverte à sa perfectibilité. Que de recherches, que de travaux, que de découvertes vont se rattacher à un seul fait nouveau qui se trouve en opposition avec le système des idées des habitudes d'un siècle! c'est toujours plus par ses écarts

---

(1) *Quid non in miraculo est cum primùm in notitiam venit!* (C. Plin. Hist. Nat.)

apparens que par sa marche régulière, que la nature nous invite à l'étudier, et nous apprend à la connaître.

Pour nous émouvoir et nous plaire, il faut toujours aussi, nous attirer doucement hors de ce cercle d'impressions trop étroit, trop uniforme, où l'habitude nous retient et nous fixe; c'est là tout le secret des beaux arts: c'est en ménageant des surprises à nos sens, en nous créant de nouvelles manières de voir et d'entendre, que le peintre et le musicien nous ravissent. Remarquez surtout avec quel art ce compositeur habile sait tromper les habitudes de l'oreille, la transporter dans des modulations inattendues, l'éloigner du repos vers lequel elle gravite, pour lui en faire mieux goûter les douceurs !...

Surprise, émotion plus ou moins vive, lorsque l'ordre perçu contrarie l'ordre imaginé, second effet qui se proportionne à la force et à la persistance des habitudes.

3°. Puisque dans une série d'impressions familières, l'imagination joue le principal rôle, et que c'est à son jeu d'habitude, plutôt qu'à l'exercice actuel du sens externe, que sont dûs tous les effets précédens ; ces effets seront donc encore à-peu-près les mêmes, si en écartant tout signe, toute cause étrangère de proovocation, nous supposons que la chaîne de fibres, disposée au mouvement, effectue ses déterminations, soit spontanément, soit par une impulsion intestine quelconque. Facilité, tendance invincible, à imaginer les objets dans l'ordre, le rang où ils se sont habituellement succédés, et en raison même du nombre et de la fréquence de leurs répétitions, difficulté d'isoler les termes les uns des autres, rapidité dans leur succession, qui empêche de les examiner en détail, d'en apprécier le nombre et la qualité ; indifférence qui les soustrait actuellement à l'action de la volonté, mais possibilité subsistante (malgré l'habitude) de rendre à ces produits immédiats de l'activité perceptive, leur distinction première, si la volonté y est de nouveau déterminée : oppositions, contrastes entre les suites d'idées habituelles et d'autres moins anciennes ; surprises, émotion, combats, entraînemens en sens inverse, où l'habitude a d'autant plus de force, que son influence est moins aperçue, prestiges, illusions de toute espèce.... La scène intérieure n'est que la répétition de celle qui se passait au dehors, et l'individu est lui-même son propre théâtre. Nous verrons bientôt comment l'imagination peut avoir ses habitudes propres et indépendantes de celles du monde extérieur; mais nous avons besoin de considérer encore les deux facultés représentative et perceptive, dans leur rapport et leur influence réciproques.

Comparaison des impressions habituelles avec les images. Jugemens qui en dérivent.

III. Lorsque l'une des impressions associées dans une série ou un ensemble, sert de signe à la perception totale, celle-ci, contemplée comme par réflexion dans le miroir imaginaire, n'attire souvent que l'attention la plus superficielle; l'individu jette, sur l'objet familier, le coup-d'œil rapide et léger de l'indifférence, et passe outre. Ce coup-d'œil, tout léger qu'il est, ne suffit pas moins pour *reconnaître* l'objet, comme *étant* le *même* que celui qui a frappé tant de fois la vue : or, cette reconnaissance suppose une, ou peut-être plusieurs comparaisons infiniment promptes (et l'indifférence même, dans ce cas, suppose le jugement.)

Veut-on s'assurer que ces opérations, quoiqu'inaperçues, existent réellement ? que l'on imagine quelque changement dans la forme ou la position de l'objet connu : en glissant sur lui avec sa rapidité ordinaire, le sens percevra tout de suite le changement, et s'arrêtera dans sa course ; mais le rapport d'*altérité* suppose bien celui d'identité perçu auparavant.

Comment reconnaissons-nous donc qu'un objet est le même, ou qu'il a changé ? Sur quoi se fonde ce jugement ? Comment nous échappe-t-il dans certains cas, au point de se confondre avec l'impression même ?

Prenons d'abord un exemple où le jugement se décèle par sa lenteur, et nous verrons tout de suite comment il devient insensible par sa rapidité. Qu'après un long tems d'absence je revoie une figure dont les traits qui me furent jadis familiers, ont éprouvé, par le tems, de grandes altérations, ce que cette figure conserve encore de semblable à elle-même, peut servir de signe à mon imagination (1), et y retracer l'image ancienne. A l'instant où cette reproduction a lieu, il s'établit une comparaison détaillée, et trait pour trait, entre la copie et le modèle, qui me fait affirmer l'identité personnelle de l'individu, et juger en même tems de tous les changemens qui se sont opérés en lui : c'est bien lui, m'écriai-je ; mais, *quantùm mutatus ab illo!* Il est bien évident ici que la *réminiscence* se fonde sur une comparaison réelle entre l'image et l'objet ; il s'y joint aussi des circonstances de lieu, de tems qui, comparées dans le souvenir et dans la perception, donnent un nouveau poids au jugement.

Lorsque l'objet n'a pas cessé d'être familier, et qu'il n'offre aucune trace sensible d'altération, son identité ne peut être éga-

(1) Le nom de l'objet, quelque circonstance associée de lieu, de tems, tout dans ce cas peut servir de signe à l'imagination, la remettre sur la voie de ses anciennes habitudes, et déterminer le jugement de réminiscence.

lement

lement reconnue que par comparaison; mais, dans le premier cas, les termes du rapport étaient distincts et séparés; ils se succédaient avec effort et lenteur. Ici, l'objet et son image, les accessoires de la perception, les circonstances associées dans le souvenir, tendent à se confondre par leur ressemblance, leur proximité, et la rapidité extrême de leur succession; la comparaison sera donc insensible. Ainsi, l'habitude influe sur la réminiscence, comme sur toutes autres opérations qu'elle nous dérobe par leur promptitude et leur facilité croissantes.

Nous pouvons voir par ce qui précède, la raison pour laquelle nous sommes si peu frappés des changemens et des altérations qui s'opèrent avec lenteur, soit en nous, soit dans les êtres avec qui nous cheminons de compagnie dans la carrière de l'existence; c'est que nous prenons toujours pour terme de comparaison, l'image la plus rapprochée, la plus fraîche dans nos souvenirs; aussi n'apercevons-nous aucun contraste, et cela nous explique encore notre indifférence pour tout ce qui est familier. Au contraire, lorsqu'on revoit après un long tems des objets anciennement connus, on en est bien plus vivement affecté que s'ils étaient tout-à-fait nouveaux; c'est que leur reconnaissance se fonde alors sur plusieurs comparaisons très-saillantes, qui donnent lieu au déploiement de notre activité; c'est que l'individu, pressé par les nombreux souvenirs qui viennent s'intercaler entre deux points éloignés de son existence, cumule sur le même objet toutes les modifications que sa présence réveille. C'est ainsi que le sensible Rousseau s'écriait, après trente ans: *voilà de la pervenche!*

Au jugement qui nous fait reconnaître les objets, s'en joint ordinairement un autre qui, soit par habitude, soit par la manière dont il nous affecte, est encore plus sujet à se confondre avec l'impression même; je veux parler de ce jugement (d'autres diraient ce sentiment) qui nous fait trouver les objets *beaux* ou *laids*. Les qualités que nous exprimons par ces termes, sont en général, bien moins relatives aux lois premières de notre sensibilité, qu'aux habitudes acquises de notre imagination. Sans examiner s'il existe un *beau* absolu fondé sur ces lois, observons, quant aux habitudes, que nos idées de *beauté* ne sont point, comme on dit, *archétypes*; mais calquées sur certaines impressions choisies d'abord parmi celles qui nous sont le plus familières : l'imagination réunit ces idées, en forme différens groupes plus ou moins fixes (1); lorsqu'un objet vient ensuite frapper les sens, il est comparé au groupe, au modèle idéal qui lui correspond, et jugé beau ou laid, selon qu'il a plus de qualités analogues ou contraires à ce modèle. L'habitude donne à ces comparaisons, qui sont

(1) Une mode nous paraît bisarre, ridicule dans sa nouveauté ; mais, si elle dure quelque tems, nos yeux s'y habituent, et elle ne nous affecte plus en aucune manière, parce que la comparaison du type (déja ancien dans l'imagination) avec les objets journaliers, est devenue insensible. Les jeunes gens aiment le changement dans les modes, et généralement en tout, parce que la *vie* de leur cerveau réclame ces contrastes qui l'animent ; c'est comme le besoin du mouvement. Les vieillards pour qui comparer, mouvoir, sentir même est une peine, tendent nécessairement à l'uniformité ; la nature les conduit ainsi par degrés à cette uniformité, ce parfait repos de la tombe....

quelquefois très-nombreuses, sa facilité et sa promptitude ordinaires : alors on juge de la beauté comme on sent, comme on *goûte* une saveur.

Puisque ce prototype que nous nommons *beau idéal*, se compose d'abord des impressions de nos sens, il doit varier avec tout ce qui les occasionne, comme les climats, les lieux, les tems, les coutumes, les degrés de sensibilité des nations et des individus.

Si quelquefois une sorte d'instinct, du beau, du grand, du sublime dans tous les genres, semble entraîner le génie hors du cercle étroit des objets réels, pour le transporter dans un monde imaginaire dont il crée, ordonne, polit, élabore à son gré les élémens ; l'habitude le retient encore dans ses excursions, comme par une force centrale : ce sont toujours les nuances du ciel de son pays, qui se présentent sous ses pinceaux ; c'est la terre natale qui fournit la matière première dont il construit ses palais enchantés : cette belle nature qu'il conçoit, qu'il paraît deviner, n'est encore que la copie embellie de celle qui frappa ses premiers regards, et donna l'impulsion à sa sensibilité naissante.

Combien de jugemens, d'opérations, entrent dans l'exercice de cette fonction de percevoir, qui nous paraît maintenant si simple ! Le terme *sensation*, affecté indistinctement à tous ses produits, est lui-même une preuve parlante de ce que peut l'habitude pour nous cacher le nombre et l'espèce des actes qu'elle dirige. Quoique nous ayons longuement insisté sur ce sujet, nous sommes encore loin, sans doute, d'en avoir mis à nud tous les élémens; mais nous pouvons conclure de ce chap. et de celui qui précède, que dans l'état actuel de nos facultés, toute perception se compose de jugemens d'habitude plus ou moins nombreux; que ces jugemens, ces comparaisons qui nous échappent, se fondent sur un même mécanisme : le sens externe donne le premier avertissement, le premier signe, le premier terme de rapport; l'organe intérieur, réagissant avec ses déterminations acquises, fournit les autres termes les plus influens, puisqu'ils donnent à la perception son principal caractère. L'habitude a pour effet de rapprocher ces termes, de les faire coïncider, ou ce qui revient au même, de rendre leur succession infiniment prompte et facile ; alors l'individu, ignorant ce qui se passe en lui-même, transporte son action, sa force propre à l'objet résistant, et l'habille de tout ce dont il se dépouille.

CHAPITRE IV.

Des habitudes sensitives et propres de l'imagination.

Nous avons vu, en dernier lieu, que nos perceptions, nos idées et les divers jugemens que nous portons sur la co-existence, ou la succession des objets familiers, sur l'identité, la ressemblance, le changement, les contrastes, la beauté, la laideur, étaient accompagnés ou suivis dans leur nouveauté, de certaines modifications plus ou moins affectives, que nous nommons surprise, admiration, crainte, joie ou tristesse. Ces modifications qui suivent le jugement et en paraissent inséparables, doivent cependant en être distinguées par une analyse exacte qui sépare tout ce que l'habitude confond. En considérant ces modifications sous le rapport moral, on les appelle *sentimens de l'âme*; nous leur conserverons ce nom qui peint leur caractère essentiellement affectif, et les range dans une classe différente de celle des simples sensations qui sont indépendantes de tout jugement, et avec lesquelles nous ne saurions les confondre. Comme produits combinés de la fonction sensitive, les sentimens dont nous parlons doivent être sujets aux mêmes altérations de l'habitude, que les produits simples et isolés qui nous ont déja occupés (dans le premier chap. de ce mémoire).

Et en effet, nous avons déja remarqué, et notre expérience nous confirme à chaque instant, que ces diverses émotions de surprise, d'admiration, de crainte etc., ne sont jamais excitées que par les objets nouveaux, extraordinaires, ou qui nous frappent après un long intervalle; tout *sentiment* s'évanouit (quoique la perception reste invariable) par la familiarité des mêmes objets, ou à mesure que l'imagination s'accoutume à les prévoir, à les retracer d'avance, à mesure enfin que les jugemens deviennent plus assurés, plus faciles et plus prompts.

Cette fugacité, cette dégradation de tout effet sensitif, paraissent donc être une loi de l'habitude, aussi constante, aussi générale que celle de la rapidité et de l'aisance croissantes des produits de notre force motrice ; et en appliquant ces deux lois réunies à tous les phénomènes intérieurs que la réflexion nous découvre, il semble qu'il n'en est pas un qui ne puisse leur servir de preuve et de confirmation.

Comment se fait-il pourtant que certains sentimens acquièrent une vivacité, une énergie singulière, pendant que les idées propres à les exciter, sont plus fréquemment reproduites ? Comment se fait-il que ces idées elles-mêmes conservent tout leur éclat, et deviennent quelquefois plus attrayantes par leur répétition ? Pourquoi reprennent-elles tout-à-coup leur ascendant, après l'avoir perdu par la familiarité ? Qu'est-ce donc que ce *protée* d'habitude qui nous échappe quand nous croyons l'avoir saisi, qui, tantôt émousse, tantôt irrite notre sensibilité, tantôt affaiblit, tantôt ravive nos modifications ?

Pour concilier ces contradictions, et

tâcher de reconnaître les causes de ces anomalies notables dans les produits ordinaires de l'habitude, recherchons d'abord quelle est la nature des idées et des sentimens dont la force résiste aux altérations du tems, aux répétitions les plus fréquentes, et s'accroît par sa durée même. Nous examinerons en second lieu quelles sont les dispositions organiques qui concourent à alimenter, et quelquefois à produire ces sentimens et ces idées.

Ce sujet, traité avec quelque étendue, et comme il mériterait de l'être, serait trop au dessus de notre portée, et dépasserait d'ailleurs les bornes où nous devons nous circonscrire. Tâchons seulement de saisir les points de contact qu'il peut avoir avec la question qui nous occupe, et le but auquel nous tendons.

I. Tant que les idées sont véritablement *images*, et demeurent circonscrites dans la pensée, comme le sont au dehors les objets qui leur ont servi de modèles, et auxquels elles peuvent se comparer à chaque instant, les effets de l'habitude ou de la répétition, sur ces idées ou sur les déterminations qui leur correspondent, rentrant dans les cas simples et ordinaires que nous avons étudiés, peuvent toujours se concevoir, se représenter sous des formes *palpables* en quelque sorte; on ne manque absolument ni d'expériences pour les confirmer, ni d'expressions pour les peindre.

Mais, s'il est des idées ou plutôt des fantômes, (comme les appelle Hobbes, *phantasmata*) vagues et indéterminés par leur nature, se ralliant à des êtres chimériques ou réels, mais hors de la portée des sens; moteurs puissans de craintes ou d'espérances, séduisant ou effrayant l'imagination, dont ils sont l'ouvrage, par des couleurs et des formes tantôt gracieuses, tantôt sombres ou terribles...; on voit bien que ces idées, ces sentimens dont le foyer est tout intérieur, doivent former, par leur persistance, une classe d'habitudes séparées de celles qui naissent et s'entretiennent par l'action constante des mêmes causes externes, par l'exercice uniforme et répété de notre faculté perceptive : le mécanisme de ces habitudes est aussi bien plus difficile à saisir; on en sent mieux les effets qu'on ne les conçoit, et on les conçoit peut-être encore mieux qu'on ne peut les exprimer. Recourons à des exemples, et choisissons d'abord les plus saillans, ils nous fourniront toute la lumière dont le sujet est susceptible.

1°. L'imagination semble tendre, par une sorte d'instinct, à la production des idées superstitieuses de tout genre. Liée par des rapports intimes avec les fonctions sensitives dont elle suit l'impulsion, indépendante de la volonté à qui elle donne des lois, plutôt qu'elle n'en reçoit; cette faculté réclame, appéte en quelque sorte les alimens qui lui conviennent, s'attache au merveilleux, poursuit avidement tout ce qui se dérobe aux sens, et se couvre d'un voile; tout ce qui flatte un penchant aveugle de crédulité, un besoin toujours progressif d'émotions fortes et profondes.

L'histoire des erreurs, des folies bisarres ou atroces de l'esprit humain, depuis le berceau des sociétés jusqu'à leur vieillesse, prouvent assez la force et l'ascendant général des illusions, des croyances et des pratiques superstitieuses de toute espèce;

l'énergie et l'impétuosité des sentimens, l'opiniâtreté et la persistance de toutes les habitudes qui se rattachent à cette origine.

La crainte des puissances invisibles, *qui naît de l'ignorance des causes naturelles*, doit être d'abord la plus puissante des craintes; l'espérance, qui a le même fondement, doit aussi dominèr sur toutes les espérances; car la vivacité et la durée des sentimens, se proportionnent toujours à l'étendue illimitée des perspectives, à l'éloignement des objets, au vague ou à l'indétermination des idées qui leur correspondent.

Dès que les tableaux mystiques et tous les effets du délire superstitieux commencent à s'établir dans l'imagination (et ils s'y forment ou s'y développent surtout par suite de certaines dispositions primitives ou devenues habituelles du tempérament), ils la remplissent, ne cessent de l'obséder, ne lui laissent plus de relâche (1). Les

---

(1) « On ne doit point se dissimuler (dit le citoyen » *Pinel*, dans son excellent traité sur la Manie,) l'ex-

mêmes images, les mêmes sentimens, les mêmes pratiques, loin de s'attiédir par l'influence ordinaire de l'habitude, prennent au contraire plus d'ascendant; charme ou tourment, c'est un besoin, et un besoin toujours plus pressant de s'en occuper. Concentré dans la sphère des mêmes moyens d'excitation, l'individu s'y attache tous les jours avec plus de force et d'opiniâtreté, les appelle sans cesse, et ne peut ni ne veut plus s'en distraire. Ces fantômes, inhérens à la pensée dont ils deviennent les *idoles* (*idola mentis*), semblent être pour son organe, ce que les irritans artificiels accoutumés sont pour les organes des sensations; même

---

» trême difficulté de dissiper le prestige qui vient » d'une dévotion exaltée, ou du fanatisme.... Quels » propos peuvent contrebalancer l'effet des visions » mystiques et des révélations, sur la vérité des- » quelles un aliéné s'indigne, qu'on puisse former le » moindre doute? etc. » Il y a bien des degrés d'aliénation dans ce genre; l'expérience du citoyen *Pinel*, les exemples frappans qu'il rapporte, joints à tout ce que nous savons d'ailleurs, prouvent bien quelle est l'opiniâtreté des habitudes fanatiques, et le danger qu'il y a à les fomenter.

nécessité, même inquiétude, même besoin d'exagérer des impressions auxquelles l'habitude a exclusivement lié un sentiment de l'existence qui tend incessamment à se raviver.

Voyez en effet comme ces sombres fanatiques aiment à rembrunir sans cesse les couleurs de leurs tableaux; ils s'excitent à craindre comme à souffrir, ils rafinent sur la douleur qui perd son aiguillon, comme les Sybarites sur la volupté qui s'enfuit.

Toute exacerbation continue ou répétée de la sensibilité, quel qu'en soit le mobile ou le foyer intérieur, doit avoir, en effet, des résultats parallèles, et qui se correspondent dans les *sensations* et les *sentimens de l'âme*, dans le *physique* et le *moral* de notre être; mais, lorsque la cause agit d'une manière intime sur la source même de la sensibilité, sans perturbation étrangère ou du dehors, les effets doivent être bien plus intenses et plus variés, les habitudes plus profondes et plus opiniâtres.

2°. Toute *passion* est une sorte de culte, superstitieux, rendu à un objet fantastique, ou qui, dans sa réalité même, sort du domaine de la faculté perceptive, pour passer tout entier sous celui de l'imagination (1). Cet objet est toujours plus ou moins enveloppé, indéfini; il s'offre dans un certain éloignement, et sous plusieurs aspects divers ; il met successivement en jeu les ressorts de la crainte et de l'espérance : pour l'atteindre, obstacles, difficultés, chances nombreuses... tel est le premier mobile des passions qui nous tyrannisent; voilà la cause de l'inaltérabilité, de l'énergie croissante des idées qu'elles font naître, des sentimens qu'elles excitent.

Ce sont les perspectives vagues, illimitées, les périls, les hasards, les chances diverses de l'ambition, de la gloire; c'est

(1) On connaît ce mot de Madame de *La Sablière* à la *Fontaine* qui s'apercevait pour la première fois, après vingt ans de fréquentation, d'une marque qu'elle avait au visage; ah! mon ami, *vous ne m'aimez plus*. Toutes les fois que nous sommes animés de quelque sentiment un peu énergique, nous ne distinguons rien, nous sentons trop pour percevoir; et quand l'habitude a émoussé le sentiment, nous sommes tout étonnés de voir, pour la première fois, les choses comme elles sont.

l'attrait

l'attrait idéal des jouissances attachées à un grand pouvoir, à une grande *force de situation*, qui entraînent d'abord tant d'hommes dans cette carrière brillante, et les y fixent ensuite par besoin, par habitude, malgré les dégoûts, l'insuccès. C'est encore tout ce vague des desirs, des craintes et des espérances, ces obstacles à vaincre, ces idées de puissance qui alimentent l'amour du jeu, l'avarice, et les rendent insatiables (*crescit indulgens sibi dirus hydras nec sitim pellit.* Horat.)

L'habitude, dans tous ces cas, loin de flétrir l'imagination, lui rend, au contraire, plus chers les mêmes mobiles d'activité, la fixe opiniâtrement dans la même direction, et rive les fers qui l'y tiennent asservie; mais, c'est que dans l'unité du but, il y a une grande variété de moyens (1)

---

(1) Cette variété de moyens, qui conduisent à des objets toujours nouveaux et variés eux-mêmes, rend également inaltérables les jouissances attachées à l'exercice de nos facultés intellectuelles: quoi de plus varié, de plus inépuisable en effet dans les moyens et dans le but que les créations du génie!.. Lorsque s'élevant toujours à de plus grandes hau-

dans un seul genre d'excitations, une foule de modes divers. Le cadre du tableau imaginaire peut bien être fixe, mais c'est comme un tableau mouvant, dont les figures successives se groupent, se combinent en mille manières; il n'y a point là de continuité d'impressions, point de monotonie, de répétitions uniformes.

C'est peut-être toujours la même image qui poursuit le jeune homme amoureux; mais de combien d'accessoires variables son imagination mobile se plaît à la nuan-

---

teurs, on découvre à mesure que l'on monte, de plus belles et plus vastes perspectives, l'œil ne se lasse point; les sentimens de surprise, d'admiration ne sauraient se refroidir; l'ardeur est toujours nouvelle, la sensibilité toujours remplie, et l'habitude n'étend plus sur elle sa triste influence... Appliquons encore ceci aux plaisirs de la bienfaisance, qui semblable à la nature qu'elle imite, reproduit des objets par-tout et sous des formes toujours nouvelles; les ravive, les rajeunit en s'y attachant. Quelle différence entre ces jouissances pures, inaltérables, et les plaisirs tumultueux et fragiles de la sensualité...! Mais je me réserve de traiter ailleurs de ces grands objets, que j'indique ici seulement par occasion, et pour faire voir qu'ils ne m'ont point échappé.

cer ! L'ambitieux contemple dans un poste élevé, le conquérant voit dans la gloire, l'avare dans son or, la représentation d'une multitude de biens, d'avantages, de jouissances, qui se diversifient à l'infini ; car le monde imaginaire est sans bornes.... Ainsi, enchaînée d'un côté par l'habitude, libre de l'autre dans ses excursions, l'imagination trouve dans ses mobiles appropriés, tout ce qui peut flatter à la fois deux penchans généraux, dont le contraste fait harmonie dans le monde moral ; l'un, principe de mouvement, qui donne à l'être actif le besoin perpétuel de changer; l'autre, force d'inertie, qui retient l'être faible et borné dans le cercle étroit de ses habitudes.

3o. Tant que les obstacles se succèdent, que le but s'éloigne en promettant toujours de se laisser atteindre, l'être sensible qui vit de mouvemens, comme de l'air qu'il respire, jouit de son activité, de ses desirs, de ses espérances ; ses sentimens sont à l'abri des altérations de l'habitude.... Mais dès que l'objet est atteint, si l'imagination ne voit rien au delà; si la possession est paisible, uniforme, non contestée, le prisme séducteur se brise, le charme est détruit, et l'habitude reprend ses droits. C'est une loi générale de notre sensibilité, quels que soient les modes de son exercice, de ne pouvoir jamais se fixer au même degré, au même ton persistant; il faut toujours qu'elle s'élève, *et in altum vehitur.., nec reperit locum consistendi*, (eh! de là, vient tout ce que nous sommes, en bien comme en mal!) Si la sensibilité tend progressivement à s'élever, l'objet uniforme, possédé sans contradiction, qui ne lui en fournit plus les moyens, cessera de la remplir, mais c'est lorsque l'habitude lui fait trouver le même aliment plus insipide, qu'elle lui rend en effet plus nécessaire.... Ici revient tout ce que nous avons déja dit des sensations affaiblies dans les organes, devenues indispensables pour le système sensitif. La cause organique est bien la même, sans doute, dans les deux cas; mais quelle différence dans les produits! combien les effets se compliquent, les sentimens prennent plus d'énergie par la réaction du sens intérieur, par le nombre et la variété des idées associées!

L'objet trop familier qui nous fuit, passe de nouveau tout entier sous l'empire de l'imagination : brusquement arrêtée dans une pente que l'habitude avait creusée et rendue si facile, elle s'éveille, s'étonne, s'irrite contre une résistance inattendue, et réagit avec toute la force d'un ressort longtems comprimé; c'est alors qu'elle appelle toutes ces impressions, naguères si faibles, si languissantes, leur donne une vie nouvelle, transporte un charme illusoire sur l'objet qui n'est plus, exagère le tableau du bonheur passé, pour rendre la privation plus cruelle....

Ainsi, l'habitude nous cache sous le voile de l'indifférence, la force des liens qu'elle a tissus; pour connaître ces liens, il faut vouloir leur échapper, il faut les sentir, se relâcher, se briser !...

Ces deux êtres, ces deux époux qui ont passé leur vie ensemble, n'éprouvent plus peut-être l'un pour l'autre, qu'un sentiment bien faible, bien calme; l'âge, le tems, l'habitude, en ont concentré la force expansive; mais, si la cruelle mort vient à rompre ces anciens nœuds, l'infortuné qui survit, repousse une existence qui n'est plus soutenue, suit le cercueil qui emporte des cendres chéries, et va bientôt y mêler les siennes ! (1)

Fatigué de la vie monotone du pays où il est né, ce jeune inconstant va demander à un autre ciel, à d'autres climats, des

---

(1) L'habitude étend son empire sur les affections de tous les êtres sensibles; les animaux y sont assujettis comme nous, et souvent plus que nous. Ce fidelle ami de l'homme, le chien accoutumé à servir, à caresser son maître, ne sait plus se passer de lui... vient-il à le perdre? il le cherche par-tout avec la plus inquiète agitation, quelquefois ne peut lui survivre, et meurt sur sa tombe. Quel exemple touchant de fidélité, et en même tems quelle preuve du pouvoir de l'habitude, le sensible contemplateur de la nature, *Bonnet*, nous a transmis, dans l'histoire de ces deux moineaux du Canada, élevés, nourris et morts ensemble dans la même cage!.. Les centres sensibles conservent et retiennent toujours avec plus de force les déterminations qui leur ont été lentement et constamment imprimées. Cette loi doit s'observer encore plus régulièrement dans les animaux dont l'organisation se rapproche de la nôtre, parce que leur sensibilité éprouve moins de perturbations accidentelles, et que les modes en sont moins variés.

impressions nouvelles ; mais bientôt il revoit en imagination les lieux où l'appellent ses premières habitudes; c'est toujours là que vient errer sa pensée; rien ne peut l'attacher, rien ne peut la distraire; le malheureux se mine, et succombe sous le poids de la maladie du pays !

De combien de modifications, de degrés de force et de persistance, ne sont-elles donc pas susceptibles, ces habitudes de l'imagination et du sentiment, selon que l'objet est réel ou chimérique, nud ou enveloppé de nuages mystérieux, simple ou varié, absent ou présent, libre de tout obstacle, ou environné de résistances !.... C'est en ayant égard à de telles différences, dans la nature même des objets ou des idées, que l'on peut concilier plusieurs contradictions, et expliquer plusieurs anomalies notables dans les effets ordinaires de l'habitude. Mais, pour achever d'éclaircir ce sujet important, voyons encore comment l'imagination peut recevoir une direction fixe; comment les idées et les sentimens conservent une vivacité, une énergie inaltérables, par suite de certaines dispositions plus ou moins constantes, soit de l'organe de la pensée, soit des centres sensibles sur lesquels il réagit, et qui *iradient* vers lui.

II. Indépendamment de toute détermination acquise, l'organe de la pensée tire quelquefois de son propre fonds, des tableaux, des suites, des combinaisons d'idées, qui ne se rallient à aucune espèce de modèle donné par les habitudes des sens, ou celles, antérieures, de l'imagination.

Ces produits, en quelque sorte *anomaux*, peuvent n'être que des saillies de la sensibilité cérébrale, des lueurs passagères, qui, n'ayant point d'anneau commun avec la chaîne des idées habituelles, n'exerceront aucune influence durable sur l'état de la pensée, ne laisseront après elles aucune trace dans le souvenir. Ainsi un homme à jeun oublie les bons mots que les fumées du vin firent jaillir, la veille, de son cerveau; les songes les plus attrayans disparaissent au réveil; et ces idées si brillantes, si extraordinaires, produites quelquefois par une exaltation vaporeuse, deviennent absolument étrangères à l'individu rentré dans son état naturel, et sous l'empire de ses habitudes (1).

Mais il peut arriver aussi que ces images fantastiques acquièrent de la consistance par leur durée, et se transforment en habitudes opiniâtres, dont l'influence s'étendra sur toute la masse des idées acquises, en disjoindra la chaîne, et altérera pour jamais le jugement.

Cette transformation des produits de l'exaltation du cerveau en habitudes persistantes, peut s'opérer de trois manières principales : d'abord par la continuité de la cause quelconque, qui agit directement, et d'une manière intime, sur l'organe cérébral ; en second lieu, par l'association de l'image fantastique avec les objets réels ou les idées ordinaires, qui la reproduisent sans cesse en se répétant, et qu'elle altère par son mélange ; en troisième lieu, par les dispositions fixes d'un organe interne, ou d'un centre sensible, qui d'abord excité par

(1) Les livres de physiologie sont remplis de faits semblables. qui mettent bien souvent en défaut les théories des métaphysiciens.

l'image produite dans le cerveau, réagit à son tour pour l'y entretenir. Parcourons rapidement ces trois cas.

1°. L'action spontanée du cerveau, ou la cause anomale qui agit dans son sein, peut être assez énergique, assez continue, pour imprimer à ses produits toute la force, la durée, la consistance des objets réels; et alors les perceptions des sens externes, disparaissant devant ces produits, ou s'impreignant de leurs couleurs, ne sauraient en dévoiler le prestige, en opérer la diversion. Les jugemens portés sur l'existence réelle et les rapports de ces images, ont une inflexibilité (1); les sentimens qui en ré-

(1) Il est remarquable que les jugemens d'habitude, motivés sur les impressions qui venaient du dehors, se transportent entièrement (lorsque la faculté perceptive est oblitérée) aux images produites par l'action déréglée du cerveau. Ce visionnaire, qui croit apercevoir des personnages, des tableaux, qui n'existent que dans son imagination, les voit hors de lui à distances, sur un plan solide... Celui qui se croit de verre, tremble d'être brisé au moindre choc : tout cela est conséquent, et se rapporte aux habitudes acquises antérieurement, ou au souvenir de ces habi-

sultent, une énergie, que rien ne peut balancer, altérer, ni distraire. Tant que le

---

tudes. En comparant nos impressions à nos idées, nous nous sommes toujours aperçus que les premières avaient un degré de vivacité, tellement supérieur, que les autres en étaient constamment éclipsées. Si donc nos idées viennent à prendre la même force qu'ont ordinairement nos impressions, nous les réaliserons de la même manière; et, par une suite de notre expérience, de nos habitudes, nous rapporterons ces idées, ces modifications, à la résistance extérieure... Un aliéné n'est donc tel que parce qu'il juge conformément à l'habitude, d'après des idées aussi vives que des impressions. Si l'idéalisme était fondé, nous serions donc tous comme dans un état d'aliénation permanente. On sait que, dans différens cas de manie ou d'aliénation mentale, il n'y a quelquefois qu'une seule idée dominante et persistante, qui entraîne une suite de jugemens bisarres; les autres idées ou jugemens conservant leur rectitude ordinaire : il n'y a donc, dans ces cas, qu'une partie de l'organe cérébral qui soit affectée, ou dont le ton soit discordant avec celui des autres. C'est peut-être un surcroît d'énergie sensitive, une concentration de forces, qui isolent, jusqu'à un certain point, les impressions de cette partie, et rendent son jeu indépendant du système auquel elle est liée. Si cette concentration, qui est souvent un effet de l'habitude, avait lieu dans un organe éloigné foyer intérieur sera alimenté par la même cause, l'habitude n'aura donc aucune espèce d'influence directe sur ses produits ; seulement elle contribuera beaucoup à aggraver son action, à l'incorporer davantage au système cérébral, et à la rendre plus rebelle aux moyens curatifs, moraux ou physiques, que l'art pourrait lui opposer.

2°. Des idées bisarres, singulières, peuvent naître quelquefois subitement dans les têtes les plus saines, par le seul effet de l'activité et des dispositions momentanées du cerveau : ces idées, d'abord peu saillantes, peuvent se mêler, s'associer avec les impressions des sens ; elles acquerront par-là une certaine consistance, prendront place dans les séries ou les combinaisons régulières des jugemens, y porteront un germe

---

du cerveau, il en résulterait un affaiblissement graduel des impressions de cet organe excentrique, comme il arrive dans les irritations continues ; mais, dans le foyer même de la vie, il ne saurait y avoir d'affaiblissement par concentration. Tout est là du ressort de la *conscience*.

d'illusions et d'erreurs, qui, se développant par la répétition fréquente des mêmes opérations ou jugemens, produira des habitudes d'autant plus opiniâtres, que la source en est moins suspecte, et plus cachée dans les profondeurs de l'organisation.

Combien d'erreurs, de mécomptes, de paradoxes, de vaines hypothèses qui ne doivent pas leur naissance et leur ténacité à une autre cause ! Et si le philosophe qui se tient le plus en garde contre ces illusions du *sens intérieur ;* qui, par la nature des idées dont il s'occupe, doit y être le moins exposé, ne peut pas toujours se flatter que ses jugemens habituels en soient tout-à-fait exempts, que sera-ce de ces imaginations déréglées, qui se livrent avec tant de confiance à tous leurs fantômes, repoussent la lumière de l'analyse qui tendrait à les dissiper, se nourrissent uniquement de chimères, et ont enfin accoutumé leur cerveau à cette sorte d'irritations factices, dont nous avons déjà examiné les effets ? Ce sont des visions produites d'abord par une exaltation passagères, mais ensuite transformées en habitudes par une contemplation assidue ou une répétition fréquente, qui finissent par aliéner entièrement l'imagination de ce dévot, qui se croit tel saint, envoyé de Dieu, ou Dieu même ; de cette femme qui s'identifie avec telle héroïne de roman ; de ce fou d'Athènes, qui considère comme sa propriété tous les vaisseaux du Pirée, etc.

On voit donc que, si l'activité spontanée de l'organe cérébral fournit quelquefois la matière première, en quelque sorte, des images fantastiques, c'est la préoccupation continuelle, l'attention, d'abord volontaire, que leur donne l'individu ; c'est surtout leur association avec des objets extérieurs, familiers, qui leur fournissent souvent l'occasion de se reproduire ; qui les fixent et les incorporent ensuite à la pensée. Aussi un des plus puissans moyens de corriger ces aberrations est-il d'écarter avec soin toutes les impressions sensibles, qui, par une liaison directe ou indirecte, pourraient en ramener les causes, et alimenter, en se répétant, une imagination délirante ; et cela prouve en même tems combien il doit être difficile de faire diversion à ces images opiniâtres, qui se fondent sur un ordre de choses *surnaturel*...

Nous pourrons observer dans la suite tout ce que la répétition disponible des signes du langage ajoute aux divers produits de l'imagination, que nous avons indiqués dans ce chapitre ; terminons en examinant la part que peuvent y prendre les dispositions des organes internes.

3°. Toute impression, toute action un peu énergique, qui commence dans un organe quelconque, se transmet plus ou moins obscurément aux diverses parties du système, par l'intermédiaire du centre qui leur sert en général de point d'appui, de communication, et par où passe, en quelque sorte, leur *résultante*. Réciproquement l'action sensitive, qui commence avec un certain degré de force dans le cerveau, se communique, se réfléchit à toutes les parties, et surtout aux centres, aux foyers principaux de sensibilité, qui en contractent et retiennent, d'une manière plus ou moins fixe, des dispositions ou déterminations particulières. C'est ainsi que toutes les impressions se combinent, s'échangent perpétuellement les unes dans les autres, participent à la même individualité, sont enveloppées dans un commun jugement; c'est ainsi que toutes les habitudes, tant premières et nécessaires, que secondes et accidentelles, se fondent, s'étendent et s'affermissent. De là vient aussi sans doute en grande partie, ce qu'on appelle l'action et la réaction du *physique* sur le *moral*, c'est-à-dire, des images vives que l'organe de la pensée produit par son activité, ou par suite de ses habitudes, sur les affections et dispositions des organes internes, et de ces dispositions fixes, sur la nature, la vivacité et la durée des images.

On ne saurait guères douter en effet que l'apparition de telles idées ne reveille et ne dispose, d'une certaine manière, tels organes intérieurs qui, agissant à leur tour sur le cerveau, y ravivent, y entretiennent les mêmes idées (1).

---

(1) On manque, et peut-être manquera-t-on toujours de données et d'observations suffisantes pour déterminer, dans tous les cas, quelle est la disposition générale, dans les organes internes, qui correspond à tel mode, à telle allure de la pensée : ou encore quel est l'organe particulier dont l'action fait naître tel genre d'idées; mais cette correspondance est une vérité de sentiment, pour tout homme qui

Cette

Cette réciprocité d'influence, et même la priorité d'action des parties ou foyers de sensibilité, situés hors de l'organe cérébral, se manifestent dans tous les appétits, toutes les opérations de l'*instinct*; mais, lorsque nous sommes hors de la nature, et sous l'empire des besoins factices, l'imagination, à son tour, devance et prévient l'action organique qui devait la mettre en jeu, et c'est des habitudes propres de cette faculté que dépend souvent le pli artificiel que reçoit et conserve l'organisation; ainsi des images obscènes, plutôt qu'un besoin pressant d'accomplir le vœu de la nature, déterminent trop souvent, dans une société corrompue, l'irritation précoce et factice du sixième sens : ce centre acquérant une

---

sait s'observer lui-même, surtout lorsqu'il est doué d'une constitution délicate. Je n'ai pas besoin de nommer le philosophe dont j'ai emprunté dans cet article les idées, et quelquefois peut-être les expressions; mais j'ose dire que ces idées m'étaient devenues propres depuis longtems, et m'avaient été suggérées par ma constitution même, quoique je n'eusse pas su les développer, ni peut-être me les éclaircir parfaitement à moi-même.

prédominence funeste par la reproduction fréquente des mêmes images, peut contribuer à son tour à les faire naître, et fomenter ainsi la dépravation physique et morale. Les soucis, l'agitation d'une vie toute artificielle, les tourmens d'une ambition démesurée, les terreurs vaines de la superstition, la soif dévorante et inextinguible de l'avarice, etc., se fondent d'abord sur certaines perspectives idéales, que l'imagination captivée ne se lasse point de contempler ; mais la contention, et tel mode de contention habituelle du cerveau, excite sympathiquement l'action des centres sensibles avec lesquels il se met en rapport, trouble l'ordre naturel de leurs fonctions . y détermine un état durable de resserrement, de spasme, y fait naître des congestions, etc. Ces dispositions, amenées par les habitudes de l'imagination, devenant causes à leur tour, influent puissamment sur les facultés de la pensée, impriment une force, une direction, une teinte uniformes à tous ses produits. Telle est, sans doute, une des causes principales de l'énergie croissante, de la persistance et de l'inaltérabilité des idées qui vont se rallier à quelque passion dominante. Ainsi l'habitude qui flétrit l'imagination et paralyse le sentiment, dans l'action continue ou répétée des mêmes causes externes, ne peut rien (sous ce rapport) sur les produits immédiats d'un mécanisme intérieur, qui se fortifie par sa durée même, *viresque acquirit eundo.*

En comparant donc les idées, les penchans, les habitudes qui naissent de ces deux genres de causes, savoir, de l'action répétée des sens externes, ou de l'expérience et de la volonté réfléchie d'une part ; de l'activité du cerveau propre et spontanée, et surtout mise en jeu par les dispositions fixes des organes internes, de l'autre ; on reconnaît bien, par l'énergie et la durée des effets, la prépondérance de ces dernières causes. Et comment pouvoir se refuser à l'ensemble et à la multitude de preuves qui les manifestent sans cesse au sens intime même ? Qu'est-ce qui détermine ces modes si variables que nous éprouvons dans le sentiment de notre existence, dans l'action et l'*allure* de toutes nos facultés, à différentes époques, différentes saisons de l'année, souvent à chaque heure du jour? D'où vient que nos habitudes *intellectuelles*, formées avec tant de peine et de lenteur, demeurent quelquefois tout-à-coup sans effet? Que signifient ces penchans, ces idées opiniâtres, qui s'emparent au contraire subitement de toute notre imagination, persistent malgré la volonté, et usurpent la place des plus anciennes habitudes? Pourquoi un état analogue de l'organisation, revenant à des périodes de la vie correspondantes, rend-il la fraîcheur de la nouveauté à d'anciennes idées que l'on ne cherchait plus, et ravive-t-il des habitudes que l'on croyait effacées? Pourquoi une certaine inertie dans l'organe de la pensée, une disposition à suivre opiniâtrément le même systême d'idées, coïncident-elles toujours avec les dispositions d'autres organes pour retenir et fixer en eux les impressions qui leur viennent de causes accidentelles, ou qui sont inhérentes à leur vitalité, ces habitudes, par exemple, si tenaces dans la vieillesse, ces affections si mobiles dans l'enfance, etc. etc.?

Ces faits (et une multitude d'autres auxquels je renonce) sont si frappans, ils ont des points de contact si intimes avec toutes les habitudes de la pensée en général, forment enfin une branche si importante de leur histoire, que j'ai cru pouvoir me permettre, en leur faveur, cette espèce de digression, si c'en est une. Je rentre maintenant dans la recherche des phénomènes purement idéologiques et des habitudes *actives*, qui se rallient à l'usage des signes artificiels.

SECTION II.

DES HABITUDES ACTIVES.

OU

De la répétition des opérations qui sont fondées sur l'usage des signes volontaires et articulés.

CHAPITRE PREMIER.

De l'association des signes articulés, avec les impressions diverses. Fondemens de la mémoire et de ses différentes espèces.

Nous avons distingué dans l'introduction de cet ouvrage, deux classes générales de *signes* : l'une, qui se compose de tous les mouvemens volontaires, associés par la nature même, et dès l'origine, aux impressions sensitives, qu'ils servent à distinguer, à fixer, à *rappeler* ; là est le premier fondement de la *mémoire* : l'autre, qui se forme de toutes les impressions quelconques, associées, par l'habitude, en un même faisceau, une même série, et dont chacune, en se renouvelant, a le pouvoir de reproduire toutes les autres ; là est le mobile premier de l'imagination. Les signes de l'*imagination* ne sont point disponibles ; c'est un objet extérieur à l'individu, ou une cause étrangère à sa volonté, qui remplit toujours cette fonction; et l'habitude même empêche de la remarquer, par la promptitude et la facilité singulière qu'elle lui fait acquérir. Les signes de la mémoire sont disponibles dans le principe (par leur nature même); mais l'habitude les transforme encore, les dénature, et rend leurs fonctions comme nulles, puisqu'elle les rend insensibles. C'est ainsi (voyez chap. 2, 1re. part.) que nous méconnaissons tous l'origine que les images ou les représentations visuelles ont prise dans la résistance première, et les fonctions des *signes* ou mouvemens qui ont servi d'abord à les mettre en relief hors de nous. Tel est donc l'effet général de l'habitude dans le développement progressif de nos premières facultés; c'est de tendre sans cesse à rapprocher, à confondre deux genres d'impressions distinctes par leur nature; de cacher à l'individu, avec sa propre action, la différence qui sépare la sensation simple de la perception et du jugement; de convertir enfin, par là même, les signes volontaires du *rappel* en signes *passifs* de l'imagination.

Lorsque la faculté perceptive est parvenue à ce degré de perfectionnement d'un côté, d'aveuglement dans son exercice de l'autre; l'individu demeure donc passivement livré à l'impulsion des causes externes, qui le meuvent souvent sans qu'il s'en aperçoive, ou aux dispositions organiques, aux saillies involontaires de sa sensibilité, à la renaissance périodique des mêmes besoins, qui ne le réveillent momentanément de sa léthargie, que pour l'y replonger l'instant d'après : circonscrit dans un cercle d'opérations qui se répètent toujours de la même manière, il les exécute sans y songer, avec distraction, et comme dans une sorte de somnambulisme. S'il y a en lui une capacité de *réflexion*, un pouvoir de réagir sur tout ce qui l'environne, et de se modifier lui-même, ce *pouvoir* est masqué par l'habitude, par la facilité et la spontanéité des mouvemens premiers, ou signes naturels, sur lesquels il se fonde : pour qu'il passe du *virtuel* à l'*effectif*, il faut que l'individu soit déterminé à refaire avec intention tout ce qu'il a fait auparavant par habitude; qu'il remonte à l'origine de ses signes, démêle leurs fonctions, les institue de nouveau par un acte de sa volonté ; les associe fixement, et par une suite de répétitions (*réfléchies*), à toutes les impressions de ses sens, tous les produits de sa pensée, tout ce qu'il aperçoit, tout ce qu'il sent en lui et hors de lui. Ici s'ouvre à la perfectibilité une carrière indéfinie ; tâchons d'y suivre les premiers pas de l'être intelligent, et de découvrir comment l'habitude peut alternativement le servir et lui nuire. Nous avons vu quels sont les effets de cette puissance, lorsqu'elle domine exclusivement ; voyons-la maintenant aux prises avec la *réflexion*.

Je supposerai un individu isolé, qui, parvenu à ce point où sa faculté perceptive aurait acquis, par un exercice répété, le développement ordinaire dont elle est susceptible par la seule éducation des *choses*, sentirait tout-à-coup le besoin de réfléchir sur lui-même, et concevrait, comme par *inspiration*, (car la cause déterminante ne fait rien au but que j'ai en vue) le dessein de recommencer l'instruction de ses sens, d'entretenir désormais une communication intime avec sa pensée; d'en observer tous les progrès, en se tenant bien en garde contre cette facilité, cet antomatisme d'habitude, dont les effets lui sont *révélés* (1).

Cet individu commencera donc par donner une attention particulière à l'exercice de chacun de ses sens; car ce n'est que de cette source que peut lui venir la lumière: il ne tardera pas à reconnaître et à distinguer certaines impressions qu'il concourt de lui-même à se donner; qu'il crée, en quelque sorte, par son action propre; et d'autres où il est ou se sent absolument passif, et modifié malgré lui; il remarquera encore, après quelques expériences réfléchies, que les premières impressions sont celles qu'il distingue le mieux les unes des autres: lors même que la cause extérieure a disparu, il sent en lui le pouvoir de les

(1) J'ai choisi cette hypothèse comme une forme commode et abrégée, pour exprimer ce que j'ai à dire des signes articulés, et les rapports particuliers, sous lesquels je les envisage. Je n'ignore pas que le fond de l'hypothèse est inadmissible en lui même; mais je prie que l'on fasse attention seulement aux conséquences que je vais en déduire.

rappeler, en réagissant sur les organes, qui en ont été le siège; et, les remettant dans la même disposition : il observe aussi (lorsqu'il se surprend dans des états de rêverie) que les images ou copies de ces impressions, et surtout celles de la vue, se retracent avec clarté, et sans qu'il les appelle; tandis que celles qui l'ont plus vivement *affecté*, et qui intéressent ses appétits, ne se réveillent même confusément qu'alors que le malaise du besoin se fait sentir, et dans tout autre tems demeurent aussi *irreprésentables* dans le souvenir, qu'elles ont été vagues et, pour ainsi dire, turbulentes dans la sensation.

En *rappelant* et *imaginant* (ce qu'il ne confond pas plus que *sentir* et *percevoir*), l'individu qui réfléchit et ne se perd jamais de vue, a observé que les images sont liées ou groupées entr'elles dans leur reproduction volontaire ou spontanée, comme les objets le sont ou l'étaient au dehors; en rappelant, par exemple, la forme du corps qu'il a touché, ou en imitant les bruits, les sons qu'il a entendus, il reproduit, par le même acte, plusieurs autres impressions contemporaines, qu'il n'avait point en vue, auxquelles il ne songeait même plus, et que par conséquent il n'aurait pu directement rappeler, si elles ne s'étaient pas trouvées unies à celles dont il dispose : découverte bien précieuse ! car dès-lors la réflexion lui indique qu'il n'a qu'à imiter volontairement ce qui s'était fait de soi-même, ou par la répétition des mêmes circonstances ; lier (par une attention commune et répétée) des modifications, des idées quelconques, aux mouvemens ou aux impressions qui sont toujours en sa puissance, pour faire participer les unes à la même activité qui dirige les autres, et acquérir ainsi sur sa pensée le même pouvoir qu'il exerce sur ses organes mobiles, et par eux sur la nature extérieure.

Parmi les divers mouvemens ou signes qu'il peut choisir pour accomplir ce grand dessein, il s'arrêtera plus particulièrement à ceux de la voix, dont la nature et un instinct premier d'imitation avaient déja déterminé l'exercice. Ces signes sont les plus rapprochés de lui, les plus commodes, les mieux appropriés à son but : lorsqu'il exerce avec intention l'organe vocal, son *moi* semble se diviser en deux personnes distinctes, qui se correspondent : l'une parle, l'autre écoute ; l'une exécute le mouvement, l'autre juge de l'exécution, en perçoit, en détaille les effets, en recueille les produits ; aucune impression, aucun autre mouvement ne jouit, à ce degré, d'une double lumière ; aucun ne remplit aussi parfaitement la fonction de *signe*, ne favorise la méditation solitaire, ne replie la pensée sur elle-même d'une manière aussi intime ; aucun ne retentit ainsi dans le cerveau, et ne lui procure cette sorte d'électrisation sonore ; aucune espèce de signes enfin n'est susceptible de cette variété de caractères, d'inflexions et de nuances, qui peut se prêter à toutes sortes d'imitations, de peintures, satisfaire tous les besoins de la pensée, la guider ou la suivre dans la formation de ses tableaux les plus composés ; comme dans les détails de ses analyses les plus délicates.

Tels sont les titres justificatifs de la préférence qui devra être accordée aux signes de la voix, sur tous les autres mouvemens disponibles, dès qu'un commencement d'expérience, perience, joint à la réflexion, en aurait fait pressentir les avantages.

Notre être fictif va donc travailler à donner des noms aux divers objets qu'il perçoit, aux modifications qu'il en éprouve, enregistrer ainsi toutes ses expériences, et se procurer le moyen le plus efficace de les rappeler, de s'en rendre compte. Comme notre objet unique est de retrouver dans les premières associations des signes du langage avec les idées, et dans la manière dont ces associations s'exécutent, le fondement et l'origine des différentes habitudes de la mémoire; nous éviterons ici tous les détails qui s'écarteraient de ce but, en nous bornant seulement à quelques remarques essentielles.

1°. Dans les *notes vocales* que l'individu attache aux objets de ses perceptions, ou à ses propres manières d'être, il est conduit assez naturellement à suivre la double analogie des signes aux objets ou aux impressions, et des signes entr'eux. D'abord il y a des inflexions données comme signes naturels du plaisir, de la douleur, de la surprise, de la crainte, de l'admiration, etc.;

ces inflexions, qui sont comme *le cri de l'âme*, s'appliquent bientôt aux objets même propres à faire naître les sentimens qu'elles expriment, deviennent les racines premières et générales de leurs noms composés, et peuvent déterminer un commencement de classification des objets qui ont entr'eux, si je puis m'exprimer ainsi, les mêmes rapports d'*analogie sentimentale.* Quant aux objets bruyans, sonores, ils dictent eux-mêmes les noms qui doivent les peindre; autre source féconde d'analogie, que l'on retrouve dans toutes les langues; et d'autant plus fréquemment, qu'elles sont plus anciennes, ou qu'elles ont mieux conservé le type primordial de leur origine.

En second lieu, le nombre des touches de l'instrument vocal, et par conséquent celui des intonations simples de la voix humaine, est limité et déterminé : leurs combinaisons possibles sont, sans doute, prodigieusement étendues, puisqu'elles suffisent, et au delà, à toutes les variétés de peinture, par les sons, à cette multitude innombrable de mots qui composent diverses langues, entre lesquelles on n'aperçoit aucun rapport au premier aspect; mais, en n'ayant égard qu'aux tons élémentaires et à leurs combinaisons les plus simples, on voit que les premiers mots imitatifs conserveront d'abord entr'eux l'analogie qui résulte de la répétition constante des mêmes élémens, et devront représenter ou imiter ensuite les analogies que suit la nature dans les productions du même climat, dans les couleurs uniformes sous lesquelles elle s'y présente, et les impressions habituelles que font naître ses tableaux.

L'individu qui se crée un langage ne multipliera donc pas d'abord les signes autant que semblerait l'exiger la variété des objets qu'il distingue; il suivra bien plus les analogies que les différences, et sera conduit à classer ses signes et ses impressions, par la même pente qui porte déja l'enfant à classer les objets qui se ressemblent, soit en généralisant d'abord les noms individuels, soit en leur appliquant ensuite les noms de nombre, etc. Cette méthode, qui abrège et facilite singulièrement l'opération de dénommer comme celle de rappeler, sera donc une des premières habitudes de l'individu.

2°. L'analogie qui règne dans le premier système des signes vocaux doit influer d'abord sur le matériel même du langage, et secondairement sur les associations d'idées qu'il détermine.

Si les mêmes tons élémentaires sont fréquemment reproduits, et si leurs combinaisons sont assujetties à des lois uniformes, les touches correspondantes de l'instrument vocal acquerront, par la répétition continuelle du même exercice, une très-grande mobilité. L'habitude fixera, sur un ton persistant, ces *touches animées* ; et le système des mots ne roulera plus bientôt que sur lui-même, en excluant tout élément nouveau qui ne serait pas dans son analogie. Il en sera donc ici comme de tous les mouvemens, de toutes les opérations qui se répètent le plus souvent ; à mesure que l'habitude nous les fait exécuter avec plus de promptitude et d'aisance, elle y restreint nos facultés, et les empêche de s'étendre hors du même cercle. On sait la peine que l'on a (surtout à un certain âge) à articuler les mots d'une langue étrangère ; elle ne peut être comparée qu'à la facilité automatique dont on parle sa langue maternelle.

Supposons donc maintenant que, par les effets réunis de l'analogie et de l'habitude (1), l'individu soit parfaitement familiarisé avec le système des signes articulés qu'il s'est fait, et voyons quels seront les résultats de cette facilité extrême, qu'il a pour trouver, rappeler et articuler les noms.

3°. Dans le principe, lorsqu'il s'agissait de noter un objet, une impression, ou une idée, il fallait chercher le signe, l'articuler lentement, et avec un effort proportionné à l'inflexibilité de l'organe vocal, et en même tems fixer l'objet ou l'idée, ne pas les perdre de vue. Cette énergie d'une double *attention*, ce déploiement simultané de la

---

(1) Plus il y a d'analogie sensible entre les signes, plus on passe facilement de l'un à l'autre, moins il faut de répétitions pour en retenir les suites, comme nous le verrons dans le chap. suivant. L'analogie entre le signe et l'objet, réveille aussi naturellement l'idée de ce dernier ; mais, lorsque les noms ont perdu toute trace de l'imitation et de l'analogie premières, leur association entr'eux, et avec les idées, n'est plus absolument que l'ouvrage de l'habitude.

force motrice sur deux organes, ne pouvait que favoriser l'association, approfondir l'empreinte de l'image et du signe, et préparer en même tems la netteté de représentation de l'une, et la facilité du rappel de l'autre; mais il pouvait arriver aussi que la difficulté d'articulation concentrât trop exclusivement l'attention sur le signe, et alors celui-ci demeurait isolé dans la mémoire; son rappel n'était plus qu'un simple mouvement; il ne donnait aucune prise sur l'image, qui se voilait au regard de la pensée. Au contraire, lorsque le langage s'est transformé en habitude, la rapidité avec laquelle les mots se présentent et s'articulent, comme d'eux-mêmes, laisse la force motrice inactive, ne développe point l'attention, ou la fait glisser avec une égale légèreté, sur le signe et sur son idée: le premier pourra donc ensuite échapper au *rappel*, comme l'autre à la *représentation*, ou les deux facultés demeureront respectivement dans leur état d'indépendance; l'imagination ne sera point réglée par les signes, ou les signes seront à vide, et sans objet.

Lorsque l'individu, par exemple, préoccupé d'un côté par la vivacité et l'attrait des images, est entraîné de l'autre par la familiarité des termes associés, le faible degré d'attention qu'il accorde aux signes ne permet pas aux images de s'approprier au rappel; elles n'auront donc brillé quelques instans que pour disparaître ensuite comme des météores, sans qu'il soit possible de retrouver leurs traces; ou si l'activité du cerveau, qui les a produites, les ramenait encore, l'individu, n'y ayant point attaché ses signaux de *reconnaissance*, croirait les voir pour la première fois (1). Il doit

---

(1) C'est ce qui nous arrive souvent à nous-mêmes. Comme une ancienne et longue habitude nous a parfaitement familiarisés avec les signes écrits ou parlés, toute notre attention se concentre ordinairement sur les idées; et quoique nous n'en prenions connaissance que par le moyen des mots ou des caractères qui les représentent, ceux-ci disparaissent complettement, ou la perception en est devenue si légère, qu'elle est effacée aussitôt que produite. Il arrive de là, ou que les idées nous échappent avec les mots, et que nous oublions ce que nous avons lu, ou que ces mêmes idées, reproduites, sont considérées ensuite comme nouvelles, comme sortant du fond de notre

donc bien se méfier de cette extrême facilité du langage ; car, s'il n'y prend garde, l'habitude tend, par là même, à le ramener

---

propre pensée (quoiqu'elles ne soient, comme on dit quelquefois très-improprement, que des *réminiscences*). Il n'en serait point ainsi, si nous rappellions en même tems les signes ou les caractères, car ceux-ci nous reconduiraient par la liaison des idées, au livre, au nom de l'auteur ; il en est ici comme des jugemens (dont nous avons parlé chap. 3, 1re. part.) par lesquels nous reconnaissons les objets ou les personnes que nous avons déja vus ; l'incertitude, sur leur identité dure jusqu'à ce que quelques-uns des signes, associés à la perception principale, se présentent à la mémoire ; mais, aussitôt que nous pouvons rappeler le *nom*, ou une circonstance de lieu, de tems, nous prononçons avec confiance. Cela prouve bien, comme nous l'avons déja observé, que le jugement de réminiscence n'est pas inhérent au caractère de l'impression renouvelée, mais qu'il se fonde absolument sur l'usage des *signes*, ou mouvemens associés.

Remarquons aussi que nous rappelons ordinairement bien mieux ce que nous avons lu dans une langue étrangere ; parce que nous sommes obligés alors d'insister davantage sur les signes, et que la traduction qu'il faut faire avant de parvenir à l'idée, développe doublement la force motrice, rend l'empreinte plus profonde, etc.

à son premier point de départ, à l'aveugler sur l'origine et le nombre de ses propres opérations, à intercepter enfin cette communication intime, qu'il voulait toujours entretenir avec sa pensée; s'il n'y prend garde, l'absence de tout *effort*, dans le mouvement vocal, va endormir l'attention, et la distraire même des images, comme l'articulation *sentie* tendait auparavant à l'y réfléchir : alors toutes les associations pécheront par trop de légèreté; les séries de mots se succéderont inutilement dans la mémoire, ou entraîneront les idées dans leur course, sans qu'il reste aucun vestige des unes ni des autres; ou bien enfin l'individu, méconnaissant les fonctions de ses signes, ne s'apercevant plus de l'action qu'il exerce dans le rappel, finira par le confondre avec l'exercice passif de l'imagination, et se laissant aller au torrent, oubliera qu'il est doué d'une force, pour réagir sur sa pensée, et se modifier lui-même.... Mais, préoccuppés des effets que produit sur nous-mêmes, dans nos communications, la grande habitude du langage, nous oublions qu'un solitaire qui aurait créé ses signes, et ne s'en servirait que pour lui, serait bien moins exposé à de tels inconvéniens ; d'ailleurs une réflexion continuelle le fera veiller toujours sur les liens qui unissent ses signes à ses idées , de peur qu'ils ne se relâchent au point de paraître isolés, ou qu'ils ne se resserrent de manière à se confondre ; effets de l'habitude également pernicieux , comme nous aurons lieu de nous en convaincre par la suite. Arrêtons-nous encore sur quelques autres formes d'association du langage, pour arriver aux conséquences que nous voulons déduire de tout ceci.

4°. Nous avons supposé jusqu'ici que l'individu ne donnait des noms qu'aux objets ou aux images de ses perceptions ; mais les secours puissans qu'il retire de ses signes, les avantages, les progrès qui en résultent, devront le porter à les étendre à tout ce qu'il peut sentir, distinguer, ou concevoir en lui-même. Il lui semble en effet qu'il approprie , qu'il incorpore , en quelque sorte, à sa pensée, tout ce qui y tient par un nom : ce nom est comme un cadre, ouvrage de ses mains ; il circonscrit le tableau, le lui rend plus cher, et en éloigne ce voile d'indifférence , que l'habitude répand sur les objets familiers. Puisqu'il a fait l'épreuve du pouvoir des signes pour rappeler et fixer plusieurs impressions qui lui échappaient, comment ne tenterait-il pas surtout de soumettre au même pouvoir ces sensations, ces modifications affectives, qui fuient si vîte, et qu'il serait si heureux de retenir, de raviver à son gré? Il a donc (et de très-bonne heure sans doute) des signes expressifs des diverses sensations qu'il peut éprouver dans ses organes, et, en général, du plaisir, du bien-être, de la volupté; il en a aussi pour la douleur, le mal-être, etc. Toute nuance un peu tranchée du sentiment peut avoir un nom distinct dans sa mémoire; mais ce n'est pas tout d'avoir le nom, il faut que son association avec la chose signifiée soit tellement fixe, qu'il ne puisse s'en séparer dans le rappel , et que le même acte volontaire, qui s'exerce directement sur le signe, puisse faire revivre l'image dans le cerveau, ou l'impression affaiblie dans l'organe ; sans cela il ne reste qu'un son vide, un simple mouvement. Mais, pour que l'association ait pu d'abord se former de cette manière intime, et amener par suite de tels résultats, il faut, comme nous l'avons observé déja, que la force motrice se soit également et simultanément déployée sur les deux termes; que l'impression et le signe aient été embrassés dans une attention (*active*) commune. Or, ici la nature des choses exclut cette égalité, cette liberté d'attention; et les mêmes causes organiques, qui privent la sensation de *signes* premiers volontaires, l'empêcheront encore de s'associer régulièrement avec les signes artificiels réunis.

En effet, la modification affective, actuelle, a-t-elle un certain degré de vivacité? comment songer, ou vaquer librement à l'opération qui doit la noter ou la circonscrire? Est-elle faible et indifférente? elle disparaît, et se perd dans l'acte même qui tend à la fixer. Après que la sensation n'est plus, certaines circonstances accessoires et *perceptibles*, par elles-mêmes, pourront, il est vrai, en réveiller le souvenir : l'individu, saisissant cette réminiscence plus ou moins confuse, lui donnera-t-il un signe?

Mais alors que fera-t-il de plus qu'augmenter le nombre des accessoires préexistans, sur lesquels se fondait déja la réminiscence, et fortifier par un signe nouveau? *signe disponible* à la vérité, et qui servira (comme un monument que l'on visite à volonté) à lui attester qu'il a été modifié dans telle occasion, dans telles circonstances qu'il se représente, mais sans pouvoir réveiller rien de semblable à la modification passée, encore moins en reproduire l'*idée*.

Cependant il peut arriver que, dans certaines dispositions physiques, le rappel du signe associé excite dans les organes une sorte de frémissement, produise même une sorte d'effet électrique sur tout le système; ce n'est point encore là une *idée* de sensation, mais une affection très-réelle, présente, sur le renouvellement de laquelle le signe n'aura jamais un pouvoir direct et constant.

La fonction des signes associés à des sentimens, ou des modifications affectives quelconques, sera donc ou nulle, ou *excitative*, et sous ce dernier rapport, toujours variable et indéterminée; elle diffèrera donc bien essentiellement de la fonction *représentative*, dont nous avons parlé en premier lieu : cependant, si l'individu ne réfléchissait pas, il se sentirait incessamment porté à les confondre ; l'habitude lui ferait étendre, sans qu'il s'en aperçût, le pouvoir de ses premières associations réelles, à tout ce qu'il aurait pu, dans la suite, revêtir de signes ; et il croirait fermement avoir des idées, toutes les fois qu il trouverait des mots dans sa mémoire. Cette illusion dominerait surtout la pensée, lorsque les noms se rattacheraient à des idées vraiment archétypes, à des concepts purement imaginaires, à des êtres fantastiques, mystérieux, moteurs de craintes ou d'espérances, etc. Mais n'anticipons pas sur ce que nous devons dire ailleurs, et ne poussons pas plus loin une fiction qui, invraisemblable dans le fonds, ne nous en a pas moins fourni des résultats directement applicables aux premières habitudes de notre langage. Résumons-les ici en peu de mots, et concluons : 1°. Que les signes articulés, secondairement associés avec les perceptions, remplacent les mouvemens premiers, devenus insensibles par leur répétition continuelle, renouvellent l'activité *de conscience*, perdue ou voilée par l'effet de l'habitude, approprient les impressions à la faculté motrice du *rappel*, et les font passer du domaine de l'*imagination* sous celui de la *mémoire*.

2°. Que l'extrême facilité et rapidité du langage tend à ramener de nouveau à un aveugle mécanisme, toutes les opérations auxquelles il sert de fondement, à en obscurcir l'origine, à en faire méconnaître la nature et le nombre ; que cet effet de l'habitude correspond à l'affaiblissement progressif de l'*effort vocal*, ou de la détermination motrice, et nous cache les liens qui unissent nos signes à nos idées (comme il nous dérobe ceux qui existent entre les mouvemens ou les déterminations premières du tact, et les impressions visuelles); que c'est ainsi que nous parlons trop souvent *à vide*, en croyant penser, ou que nous pensons sans nous douter de sa nécessité avec la rapidité de la parole (comme nous ne croyons pas à la nécessité d'intervention du tact, dans les jugemens de la vue); effets dont nous verrons bientôt les conséquences.

3°. Que dans tous les cas où il s'agit d'associer un signe à une perception, ou à une image déterminée, c'est toujours la faute de l'individu, de sa précipitation, de sa légèreté d'habitude, si l'association est irrégulière ou mal faite, et le rappel sans effet représentatif. Mais tous ses efforts d'attention sont inutiles, ou cette attention volontaire est elle-même impossible, lorsqu'il veut étendre le pouvoir de ses signes hors des bornes de la *représentation* ; car la nature, qui n'a pas donné de signes de rappel aux sensations ou modifications purement affectives, ne veut pas que l'art soit plus puissant qu'elle.

4°. Dans l'association des signes et des idées, il importe donc de distinguer les obstacles qui peuvent provenir de la nature de l'un ou l'autre des termes à associer. L'effort ou la détermination du mouvement (*signe*) peut avoir trop ou trop peu d'intensité ; l'impression peut être trop faible ou trop affective : il n'y a d'association régulière possible, que dans le développement égal et simultané de la force motrice sur les deux termes ; ce qui suppose qu'ils lui sont

sont tous les deux également soumis ou appropriés.

Ces résultats nous conduisent à distinguer actuellement différentes fonctions des signes, et autant de modes parallèles dans l'exercice de la faculté, qui consiste, en général, à les rappeler.

Si les signes sont absolument vides d'idées, ou séparés de tout effet représentatif, de quelque cause que provienne cette isolation, le rappel n'est qu'une répétition simple de mouvemens; j'en nommerai la faculté, *mémoire mécanique.*

Lorsque l'association se trouve exactement fondée sur les conditions dont nous avons parlé, et qui seules peuvent la rendre utile, le rappel du signe étant accompagné ou suivi immédiatement de l'apparition claire d'une idée bien circonscrite, je l'attribuerai à la *mémoire représentative.*

Le signe exprime-t-il une modification affective, un sentiment, ou encore une image fantastique quelconque, un concept vague, incertain, qui ne puisse être ramené aux impressions des sens (source commune de toute idée, de toute notion réelle), et qui, par là-même, jouisse d'une propriété plus *excitative*, le rappel du signe, considéré sous ce dernier rapport, appartiendra à la *mémoire sensitive.*

Ces trois facultés ne sont que trois modes d'application de la même force motrice qui *rappelle* ; mais elles diffèrent essentiellement, tant par la nature des objets et, pour ainsi dire, des matériaux sur lesquels elles s'exercent, que par les habitudes très-remarquables que leur cxercice répété peut faire contracter à l'organe de la pensée ; c'est ce que je me propose de rechercher dans les chapitres suivans.

CHAPITRE II.

De l'Exercice et des Habitudes de la mémoire mécanique.

Les sons ou tons articulés, considérés en eux-mêmes, et abstraction faite de toute valeur représentative actuelle, ne sont que de simples produits de la force motrice : s'ils diffèrent des autres *mouvemens* volontaires, proprement dits, c'est parce que ceux-ci ne se manifestent à la conscience, que par cette impression particulière d'*effort*, qui se proportionne toujours à la résistance, ou à l'inertie des organes ; tandis que le son est doublement sensible à l'individu qui l'émet volontairement, et par ce même effort, et par la perception que l'ouïe en reçoit. Retenir, rappeler des sons, exercer la mémoire mécanique, ce n'est donc que retenir et répéter une suite de mouvemens; aussi cette mémoire des mots est-elle la première en exercice; c'est celle de nos facultés dont la culture est la plus simple, la plus assurée, la plus extensible dans ses produits; son accroissement est aussi sensible, et paraît suivre les mêmes lois que celui des forces musculaires.

Les habitudes de cette faculté mobile, la manière dont elles se contractent, les effets qu'elles produisent, portent l'empreinte du plus parfait mécanisme, et indiquent elles-mêmes leur origine. C'est ce dont nous allons juger, en appliquant au sujet actuel ce que nous avons dit en général de la répétition de nos mouvemens.

I. Soit donnée une série de mots à apprendre (comme on dit) *par cœur*, ou à réciter dans un ordre fixe et déterminé; que ces termes soient intelligibles, et représentent des idées liées entr'elles, ou non, cela importe assez peu au but présent; car il faudrait également concentrer toute son attention sur le matériel des sons ou caractères; autrement, on retiendrait bien le sens de telle phrase, de tel discours; mais, par cela même qu'on s'en serait approprié les idées, il deviendrait souvent impossible de les exposer précisément dans les mêmes termes, ou dans le même ordre, et on aurait ainsi manqué le but proposé. C'est donc exclusivement de l'association successive de tels mouvemens vocaux, qu'il importe de s'occuper : pour cela, d'abord il faut insister sur chaque articulation (1), déployer un certain degré d'effort, imprimer, en un mot, à l'organe qui est là le principal intéressé, les déterminations qui doivent faciliter son jeu. En répétant plusieurs fois le même exercice, l'instrument vocal se monte peu à peu sur un ton persistant. L'attention ou le déploiement de forces nécessaires, dans le principe, pour exécuter chaque mouvement en particulier, diminue progressivement; bientôt le ressort animé jouera de lui-même à la plus faible impulsion : le rappel s'exerçant simplement sur le premier terme, tous les autres viendront se ranger à la file dans

(1) Ne pas se contenter de la *récitation mentale*, comme on dit quelquefois très-improprement; car l'*esprit* n'est là pour rien; il erre souvent ailleurs, pendant que cette prétendue récitation mentale a lieu.

leur ordre, sans être appelés, sans qu'il soit même possible de les écarter. C'est bien là la légèreté, la promptitude, l'automatisme des mouvemens d'habitude.

En articulant les formules habituelles, la pensée est donc oisive ou distraite, et le mécanisme n'en va que mieux ; une attention superflue en engagerait même sa mobilité, une force trop grande, et disproportionnée à la résistance, roidit les muscles et empêche leur jeu.

La fixité qu'ont acquise les déterminations *vocales* ; la presqu'indépendance actuelle où elles sont, de la volonté qui les forma dans le principe, nous expliquent comment il est si difficile d'intercaler de nouveaux termes, de changer l'ordre, la vîtesse (1) de succession ; la mesure, l'accent, l'élévation ou l'abaissement de la voix sur cer-

(1) De-là, résulte souvent une sorte de bégayement, de bredouillement ou d'embarras dans la parole, que l'on conserve toute sa vie, après en avoir contracté l'habitude dans l'enfance, par le mécanisme de la récitation : c'est là un des moindres inconvéniens de cette pratique pédantesque, qui était si fort en usage dans nos anciens collèges.

taines syllabes, etc. quand tout cela se trouve converti en mécanisme par une longue et fréquente répétition : ainsi se trouve justifié le titre que nous avons donné à cette espèce de mémoire.

2°. Celui qui a fait aujourd'hui telle quantité de mouvemens, sera capable d'en supporter demain une plus grande, et ainsi de suite : comme celui qui a porté tous les jours le veau naissant finira par porter le bœuf, de même celui qui a retenu par cœur dix lignes, en un jour, peut en apprendre douze le lendemain ; etc. ; et on s'applaudit de ces progrès matériels, qui se mesurent, pour ainsi dire, à la toise.... Ce n'est pourtant pas de cette manière que se mesurent les vrais progrès de l'intelligence ; ce n'est pas ainsi, et en avançant, pour ainsi dire, dans une même ligne droite, que se développe la force pesante : ses ressorts délicats veulent être maniés avec un peu plus de soin et de précaution ; ils sont sujets d'ailleurs à plus de perturbations et d'anomalies dans leur jeu.

Cependant, quelque généralement extensibles que soient ces forces mécaniques, l'habitude même les fixe et les circonscrit dans certaines bornes : des dispositions générales, ou de la direction particulière qu'elle a imprimées à notre force motrice, dépendent toujours les degrés de difficulté ou d'aisance, de peine ou d'attrait que nous éprouvons, quand il s'agit de passer d'une espèce ou d'une série de mouvemens, d'actes, ou d'impressions, à une série nouvelle. L'*analogie* seule peut, dans ce cas, nous ménager des secours, des points de repos, nous rendre le passage facile et le changement agréable.

L'analogie des sons, des mots, comme celle de toute espèce d'impressions, d'idées, etc. ne peut être fondée que sur leur identité partielle, sur la reproduction fréquente des élémens semblables qui les composent. Y a-t-il plusieurs de ces élémens communs entre deux termes ou deux suites, l'organe préoccupé de l'une est déja tout disposé à se prêter à l'autre. C'est tout à-la-fois changement et constance, variété et uniformité ; de là, la facilité, l'attrait (1).

(1) On sait avec quelle facilité et quel attrai

Au contraire, faut-il passer d'une série familière à une autre opposée, ou qui ne renferme aucun élément commun, il faut faire violence à toutes ses habitudes ; de-là les difficultés, la peine. Lorsqu'on est accoutumé, par exemple, à ne réciter que des vers, on apprend, en général, assez difficilement la prose ; et, en général, on a bien plus de dispositions pour retenir les poètes ; les désinences semblables, le retour périodique des mêmes syllabes, surtout le rhytme, la mesure, sont autant d'analogies, qui donnent des aîles à la mémoire ; l'oreille, frappée comme par une suite de coups égaux et répétés, dans les mêmes intervalles, transmet ces vibrations *isochrones*, au centre moteur, qui, naturellement disposé à les admettre (1), y coordonne son action propre,

---

l'oreille et la voix, qui sont liées par la communauté des habitudes, passent d'un ton fondamental à son octave, sa quinte, ou sa tierce, qui y sont renfermées ; ou de tel mode au *relatif*, déterminé par les notes communes que porte son accord.

(1) Comme plusieurs mouvemens organiques, tels que ceux du pouls, de la respiration, sont assujettis à une certaine régularité *ryhtmique*, peut-être n'ai-

et contracte aisément l'habitude de les reproduire, avec une précision, une régularité particulières.

---

mons-nous tant, au dehors, la mesure et la périodicité, que parce que nous en portons, pour ainsi dire, le type constant au dedans de nous-mêmes : et ne serait-ce pas en vertu d'une loi particulière de notre vitalité, que les organes sensibles et moteurs (et celui de la pensée, qui les représente tous et en est l'abrégé) admettent si aisément des habitudes périodiques ?

Il y a un exemple singulier (rapporté par *Plots*, *Natural history of Staffordshire*) qui prouve la force de ces habitudes : un idiot qui demeurait dans le voisinage d'une horloge, s'amusait à en compter les coups, chaque fois qu'elle sonnait. L'horloge étant venue un jour à se déranger, cet idiot ne continua pas moins à en remplir les fonctions, et à compter également les heures, en même nombre et dans les mêmes intervalles. Cet exemple est peut-être moins extraordinaire par la circonstance de l'*idiotisme*. Il est certain que la force de l'habitude est proportionnée à la limitation des facultés, ou au petit nombre d'impressions et d'idées que nous recevons par les sens, ou par l'action de la pensée ; et cela nous explique la ténacité des habitudes, dans les idiots, les vieillards, comme chez les hommes qui sont privés du bienfait de l'instruction et condamnés à des travaux purement mécaniques. J'observerai sur

Quoique le rhytme de la poésie ne soit qu'un résultat du choix et de l'arrangement des mots, il est remarquable qu'il se retient souvent indépendamment de ces mots, se transforme avant eux en habitude, et devient ainsi le premier mobile de la mémoire, (*numeros memini si verba tenerem*, Virg. Eglog.) Le rhytme est aux habitudes de l'oreille, ce que la symétrie est à celles de l'ouïe.

3°. Les moyens que nous venons d'indiquer, en même tems qu'ils étendent et facilitent l'exercice de la mémoire mécanique, peuvent aussi fournir de puissans secours à la faculté représentative : l'analogie qui règne, même dans les formes matérielles des signes, favorise également,

---

ce dernier sujet, que le principe de la division du travail qui active tant l'industrie et devient la source des richesses générales d'une nation, comme l'a prouvé *Smith*, nuit aussi peut-être dans les mêmes rapports, au développement des facultés intellectuelles et morales des classes ouvrières qui deviennent entre les mains de l'art et par l'effet d'habitudes promptement acquises, des automates aveugles, et de véritables machines.

comme on sait, la netteté de représentation des idées auxquelles ils sont associés. Mais il est des circonstances qui se lient exclusivement au mécanisme dont nous nous occupons ici, et qui sont propres à le convertir en habitude dominante.

Ces circonstances peuvent se tirer encore du caractère particulier des signes usuels; en second lieu, de la manière dont ces signes sont entrés d'abord dans la mémoire, et des fonctions qu'ils continuent à y remplir en se répétant.

A. Les mots parlés ou écrits peuvent avoir un caractère propre à fixer ou concentrer sur eux l'attention, au lieu de la réfléchir sur les idées : par exemple si leur articulation était d'abord très-pénible; si leurs élémens tirés des touches les plus rudes de l'instrument vocal, se trouvaient cumulés sans analogie sensible dans des expressions longues et embarrassées; apprendre à parler, à retenir seulement les mots de sa langue, serait une grande affaire; et comme on n'en aurait contracté l'habitude qu'à force de travail et de tems, on continuerait, encore par habitude, à s'occuper bien davantage des signes que des choses, on alimenterait sans cesse la mémoire mécanique, ses produits auraient toujours de la vogue et de l'importance, et les *sciences de mots* seraient en honneur.

Au contraire, des articulations douces, brillantes, sonores, sont bientôt appropriées à l'organe vocal, dont elles entretiennent la flexible mobilité ; mais elles flattent si agréablement l'oreille, qu'on les retient encore pour elles-mêmes, c'est comme une suite de tons mélodieux, qui font oublier le *motif* du compositeur. La sensibilité de l'ouïe est ainsi exercée, mais la pensée demeure oisive, et s'habitue à l'inaction.

C'est ainsi que la mémoire mécanique peut s'accommoder des deux extrêmes. Ses habitudes se fortifient aussi de l'usage des signes *arbitraires*, après qu'ils ont perdu les traces de leur origine, et que leur première empreinte sensible se trouve effacée. Les conventions qui fixent leur valeur sont trop souvent vagues; on les ignore, ou on les oublie : il faut toujours un certain travail pour remonter vers elles, et il est si facile de retenir des mots, d'en parcourir rapidement les séries. Une langue écrite, (par exemple comme celle des Chinois,) force à penser en lisant, tandis que notre écriture nous conduit seulement à la parole articulée, qui trop souvent elle-même ne nous mène à rien.

B. La plupart des mots que nous avons appris dans notre enfance, n'ont été d'abord que de simples habitudes de l'oreille et de la voix. La mémoire mécanique a formé presque toute seule notre premier vocabulaire, (j'entends celui qui s'étendait au delà de nos besoins, et des objets qui frappaient immédiatement nos sens) : une éducation mal entendue s'est emparée de ces matériaux informes, tels que le hasard ou les circonstances les avaient présentés, et a construit avec eux. Nous savions déja articuler assez de mots vides de sens, et notre éducation secondaire a-t-elle eu souvent d'autre objet que de grossir et d'étendre ce premier magasin? n'est-ce pas presque toujours avec des mots insignifians, qu'on apprend à lire, écrire, traduire, réciter, etc.? quel aliment pour la jeune intelligence ! Sans doute il eût été heureux pour nous, presque tous tant que nous sommes, d'avoir été *sourds-muets* jusqu'à l'âge de raison, et d'avoir eu des *Sicard* pour instituteurs. Nous n'aurions pas connu le joug des habitudes mécaniques de la mémoire, ni cette triple enceinte de termes vides de sens, qu'il nous a été ensuite si pénible de franchir. (1)

Les effets qui résultent de l'exercice exclusif de la mémoire mécanique, sont faciles à apercevoir; et une expérience trop

(1) J'allais m'étendre un peu plus sur ce sujet, mais j'ai songé à tout ce qu'en a dit l'éloquent philosophe de Genève, et je me suis arrêté... On ne saurait trop déplorer, sans doute, que la sublime raison de ce philosophe n'ait pas eu encore sur l'esprit de ceux qui dirigent l'instruction publique, le même ascendant qu'eut. dans le tems, sa pathétique éloquence, sur les cœurs des mères de famille. Plus on étudiera la génération de nos idées, et l'ordre de filiation de nos facultés, plus on se convaincra de l'excellence du plan qu'il trace, pour former et développer les premières habitudes de l'intelligence; mais, pour bien apprécier ce plan, pour s'en pénétrer, il faut avoir médité les principes de l'idéologie; et on aime mieux, en général, critiquer cette science, sans l'entendre, que de l'étudier pour en saisir les utiles applications; cela est plus commode.

constante les rend assez manifestes.... La rapidité progressive des termes articulés, empêche le plus souvent tout retour réfléchi vers les idées, qui demeurent nulles ou vagues, et indéterminées. La facilité dégénère en automatisme, exclut tout effort d'attention. La pensée languit ; ses forces se perdent ; son organe devient incapable de remplir ses véritables fonctions ; tout se passe, pour ainsi dire, hors de son sein, rien n'arrive ou ne persiste dans sa substance intime, rien ne part de ses profondeurs. Comme dans ces tempéramens *athlétiques* (s'il m'est permis d'user ici d'une comparaison qui peut être fondée jusqu'à un certain point) où le principe de la vie se concentre dans les muscles, accroît leur volume, leur masse, et n'étend les *opérations matérielles de la force*, qu'aux dépens des fonctions les plus relevées ; l'intelligence étouffée ici par une mobilité sans objet, ne croît qu'en surface, en bouffissure, et manque toujours de la vraie énergie, celle qui prend sa source dans une sensibilité justement tempérée par la force.

CHAPITRE III.

De l'exercice et des habitudes de la mémoire sensitive.

I. LA nuance qui sépare la mémoire mécanique de la mémoire sensitive, est dans certains cas assez difficile à saisir. C'est comme le passage de la nuit, où l'on ne voit rien, à la lueur faible et incertaine du crépuscule, qui égare la vue parmi les ombres et les fantômes.

Du rappel d'un mot tout-à-fait vide d'idées, au rappel d'un autre mot, accompagné d'un *je ne sais quoi*, qui n'est pas *idée*, mais qui est quelque chose de plus qu'un son, qu'un simple mouvement; la différence doit être souvent insensible, surtout si ce *je ne sais quoi* disparaît dans la rapidité de l'articulation, et ne laisse pas plus de traces dans la pensée, que le souffle échappé des lèvres.

La mémoire mécanique roule dans la sphère uniforme des mouvemens articulés; son exercice est simple, ses matériaux sont à-peu-près de même nature, ses habitudes constantes, faciles à reconnaître et à signaler.

Mais, à partir de ce vague extrême qui confine au néant, jusqu'à ces sentimens énergiques, impétueux, que tels mots, (quoiqu'également vides de représentation,) ont acquis le pouvoir d'exciter, la distance paraît grande; les nuances sont très-multipliées; les termes singulièrement variés et hétérogènes. Dans l'extrême variété de ces termes et de leurs produits sensitifs, nous nous attacherons principalement à ceux qui peuvent le mieux nous décéler le caractère de la faculté qu'ils alimentent. Mais, auparavant, il est nécessaire de remonter encore aux premières associations du langage, pour y chercher les causes qui donnent aux signes, tantôt une acception si mobile, si incertaine, tantôt un pouvoir excitatif si énergique et si constant. De là se déduiront aisément les diverses habitudes qui doivent naître de l'usage et de la répétition continuelle des signes de cette espèce.

1. Plusieurs de nos termes ont été destinés d'abord à exprimer des sensations ou modifications affectives, des appétits, des besoins, des sentimens. C'est là ce qu'un instinct premier nous entraîne à manifester involontairement; et nous saisissons ensuite les signes conventionnels qui peuvent nous en fournir les moyens *disponibles*, avec d'autant plus de promptitude et de facilité, qu'ils se confondent presque avec les mouvemens ou actions que la nature seule avait auparavant employés à la même fin.

Notre première langue est donc nécessairement celle des *sensations*. Mais, pour peu que nous continuions à la suivre et à l'adopter par choix, son usage pourra produire des habitudes aussi funestes au développement de l'intelligence, que ses effets de *réclame* avaient d'abord été utiles et nécessaires à la conservation et au maintien de la vie organique.

La langue des sensations, et en général du sentiment, ne saurait être *représentative*, (comme nous l'avons vu,) elle ne comporte point l'exactitude et la froideur de l'analyse, n'a pas besoin d'ailleurs de précision pour être *à-peu-près* entendue, s'accommode même très-bien du vague et de l'indétermination, et retire quelquefois de là ses plus grands effets ; il n'est point enfin au pouvoir de l'homme de lui donner aucune fixité : ici toute mesure, tout module constant lui échappe. Et comment le signe conserverait-il en effet quelque valeur fixe, lorsque la chose exprimée varie sans cesse ? Supposons, par exemple, que l'on attache un nom à une odeur, une saveur, à une *sensation* simple quelconque, (dégagée, s'il est possible, de tout ce qui n'est pas elle,) cette modification agréable dans sa nouveauté, devient indifferente ou déplaisante par l'habitude : ce n'est donc plus la même, et cependant on lui conserve le même nom. Un vieillard se servira des mêmes termes, pour exprimer ces sentimens, ces plaisirs qu'il goûta dans la fraîcheur de ses organes, croit-on que les signes aient toujours pour lui la même acception ? C'est donc par un jugement bien illusoire, par une habitude profonde dont nous indiquerons ailleurs les effets, que nous transportons l'identité du signe, et la fixité des circonstances *perceptibles* associées, à la modification qui n'est plus.

Si nous nous bornions donc à parler de ce que nous avons *senti*, nos expressions seraient toujours, ou à-peu-près vides, ou du moins très-vagues, indéfinies et indéfinissables. La répétition continuelle du même langage nous ferait une habitude de l'indétermination ou des illusions de plusieurs genres, et par-là même absorberait toute capacité, toute *vérité* de représentation, toute énergie réelle de la pensée.

Tels seraient les effets généraux de la langue molle et incertaine des sensations. Mais l'exercice de la mémoire sensitive se fonde encore sur des termes qui ont un pouvoir singulier d'excitation sur divers signes d'idées *archétypes*, qui acquièrent dans la pensée une consistance souvent égale à celle des objets réels, et un empire toujours supérieur. L'énergie de ces effets va croissant, par la répétition ou le rappel disponible des mêmes sons articulés; et de là naissent les habitudes les plus profondes, les plus opiniâtres, celles dont il importerait le plus de reconnaître les causes pour en détourner, ou modérer la terrible influence.

Ici se présente, sous une autre face, la même question que nous nous sommes déjà proposée (dans le chap. 4 de la sect. précédente.)

« Comment se fait-il que certains senti- » mens, loin de se flétrir par l'effet ordi- » naire de l'habitude, acquièrent au contraire » une force, une vivacité croissante, par le » *rappel* fréquent des signes associés qui les » expriment...? » On peut appliquer à la question présente tous les résultats que nous a fournis la première; car le fond du sujet est bien le même, il se compose d'élémens semblables; mais ici, la persistance des habitudes s'accroît encore, les effets s'étendent et se compliquent, par l'intervention des signes *disponibles* que l'individu peut reproduire à chaque instant, et dont il s'électrise lui-même, par les idées fantastiques particulières qui se rallient à l'usage de ces signes, et n'existeraient point sans eux; enfin, par les diverses combinaisons qu'ils fixent ou déterminent, les comparaisons et les jugemens qu'ils motivent. C'est sous ces nouveaux rapports que nous examinerons les matériaux et les habitudes de la mémoire sensitive (1).

II. L'être sensible et moteur est *imitateur* par instinct. Les mouvemens, les gestes, l'accent, le ton, toutes les démonstrations extérieures de ce qui l'environne, le frappent de bonne heure et attirent son attention; il est entraîné à imiter, à répéter tout ce qu'il voit faire, et ses organes mobiles contractent le pli de plusieurs actions, bien longtems avant que sa pensée ne soit capable d'en saisir le but ou d'en pénétrer les motifs (2).

(1) J'ai cru devoir distinguer cette faculté de *l'imagination*, parce que cette dernière est plus en *tableaux*, et l'autre plus en sentimens; et qu'il me paraît d'ailleurs nécessaire de distinguer, par des noms différens, l'acte du *rappel* par les signes articulés, de la reproduction spontanée ou déterminée par les signes, soit naturels, soit extérieurs; enfin parce qu'il m'a semblé qu'on pouvait attribuer avec fondement à la faculté que j'ai ainsi désignée, plusieurs espèces de produits qui n'appartiennent, ni à l'imagination, ni à la mémoire.

(2) Il ne serait pas impossible que la même chose

Ces actions, ces signes extérieurs que l'enfant imite, sont liés, (dans l'esprit de ceux qui lui servent de modèles), à des sentimens; ces sentimens le sont peut-être à quelques idées, et les sentimens comme les idées, à des sons articulés qui expriment en même tems et les uns et les autres; l'enfant saisit d'abord les mouvemens et le mot par le même principe d'imitation; bientôt, sans doute, par un autre effet sympathique, il éprouvera le sentiment; mais l'idée (si elle existe) étant toujours la plus difficile, la plus éloignée et la moins intéressante à connaître, ne viendra que tard, et demeurera peut-être toujours flottante et incertaine. (1)

---

eût lieu dans les animaux, qui se dirigent aussi en partie par imitation : par exemple, la poule fuit en apercevant l'épervier, ses poussins fuient avec elle et contractent peut-être l'habitude de la fuite (dans la même occasion) avant celle de la peur; et celle de ce sentiment avant l'*idée* expérimentale du danger qui servirait de *motif*, si l'instinct seul n'en tenait pas lieu.

(1) C'est ainsi que les *manières* (qui ne sont, comme on l'a dit, que des *habitudes* du *corps*) con-

Que l'on frappe souvent, par exemple, les oreilles d'un enfant, de certains termes correspondans à des idées archétypes quelconques; que l'on joigne à cette articulation, d'autres signes ou mouvemens du corps, du visage, qui expriment la vénération, le respect, l'admiration; ou l'effroi, la crainte, l'horreur, le mépris, etc. L'enfant, assurément, n'attache point d'idées nettes à tout cela; mais il répète et retient fort bien les mots, les gestes, les attitudes qui le conduiront

---

tractées de très-bonne heure, par la force d'imitation, se forment avant les mœurs, et les mœurs avant les idées, ou notions des rapports moraux qui devraient leur servir de fondement.

C'est ainsi encore que les diverses cérémonies, formules, ou pratiques religieuses qui ne sont encore pour les premiers âges, que des habitudes des sens, ou du *corps*, influent ensuite puissamment sur les sentimens et les idées qui s'y joignent, les fortifient et les perpétuent; voilà pourquoi les manières et les religions qui sont entées sur elles, survivent souvent aux mœurs, comme les mœurs et les manières survivent aux idées, aux institutions, ou aux causes générales qui les ont fondées. Aussi les institutions qui réunissent cette triple force de l'habitude ont seules un caractère de durée et d'éternité.

bientôt à éprouver quelques nuances des sentimens qu'ils expriment, et cela en proportion du développement de sa sensibilité, que ces circonstances même peuvent rendre plus précoce.

Lorsque, par l'effet d'une répétition assidue, ces sons, ces mouvemens et ces sentimens se sont étroitement associés ensemble, tel mot qui vient ensuite frapper l'oreille ou se présenter à la mémoire, détermine, comme par une force involontaire et mécanique, la même action dans les organes moteurs et l'excitation accoutumée dans le système sensible. C'est ainsi que des exemples répétés et d'anciennes habitudes entraînent la plupart des hommes à admirer, à s'extasier, à frémir, à trembler, à s'indigner, à se passionner enfin de toutes manières, sur les *mots* les plus insignifians, les plus vagues, les plus vides d'idées, et qui, par la violence même des sentimens qu'ils excitent, sont condamnés à demeurer toujours dans l'indétermination la plus complète.

Si les termes ainsi appris et rangés parmi les premiers matériaux de la mémoire sensitive, vont se rallier à des êtres invisibles, jugés ou supposés existans dans les profondeurs du tems ou de l'espace, l'imagination s'en empare bientôt comme de ses alimens propres, et se hâte de les nuancer de quelques couleurs, de les revêtir de quelques formes : cette représentation plus ou moins confuse, fortifie le jugement d'*existence réelle*, (voyez la note chap. 4.) et donne un motif à la crainte ou à l'espérance. Dès-lors, les images prennent un nouvel ascendant le jugement qui les réalise en reçoit une nouvelle force ; toutes les déterminations s'approfondissent par leur durée, par la répétition des mêmes signes, des mêmes causes qui leur ont donné naissance. Ainsi l'on *croit* d'abord à ce qu'on imagine, on *croit* d'autant plus que l'on *sent*, et qu'on aime à *sentir* (même à *avoir peur*;) lorsqu'on a cessé d'imaginer, on croit encore aux mêmes *mots*, par habitude, et parce qu'on ne se souvient plus des motifs premiers et *matériels* de sa croyance. C'est ainsi que les enfans, et tant d'hommes enfans, ont appris à croire fermement à l'existence des sorciers, des revenans, des fées, des génies du tartare, de l'élysée, etc. Lorsque des associations de cette nature, où l'imagination et le sentiment entraînent le jugement ou la foi, ont été cimentées par une longue habitude ; c'est alors que les mots qui les ont fixées par une longue répétition, semblent doués d'une puissance magique surnaturelle; leur articulation, leur rappel, ébranlent le système entier, comme d'un coup électrique. Comment donc ces termes pourront-ils supporter dorénavant l'examen froid et réfléchi, le coup-d'œil sévère et calme de la raison? Interrogera-t-elle les fondemens d'une croyance aveugle? mais elle s'arrête involontairement devant ces titres nominaux que leur ancienneté consacre; elle tremble et s'humilie. Pesera-t-elle à sa balance une foule de notions confuses qui flottent au gré des habitudes, des préventions, des préjugés aveugles de l'enfance? mais ces termes en frappant l'oreille ou la vue, font vibrer encore quelque ancienne corde sensible, et le philosophe redevient enfant. En vain il lutte contre cette terrible force, en vain il croit s'être affranchi de ses liens, et percer avec toute la liberté et la profondeur de sa réflection, jusqu'aux régions pures de la vérité;

les premiers produits de la *mémoire sensitive* se glissent peut-être sans qu'il s'en aperçoive parmi les élémens d'une sage analyse; et l'ouvrage construit avec ces matériaux hétérogènes , sera comparable à ces vieux édifices réparés , où l'œil attentif démêle encore les traces des formes gothiques et bisarres que tous les travaux et les talens de l'architecte n'ont pu entièrement effacer. Telle est la force des premières habitudes!

III. Si nous rapportons encore à la mémoire sensitive tout terme, qui, dénué de capacité représentative quelconque, excite néanmoins quelques sentimens plus ou moins énergiques, plus ou moins obscurs ou confus, nous trouverons encore un vaste champ ouvert à l'exercice et aux habitudes de cette faculté dans les abstractions, les rêveries, les hypothèses des philosophes (ou de ceux qui ont longtems usurpé ce titre), et surtout dans les comparaisons illusoires sur lesquelles ils ont souvent bâti de vains systêmes.

Lorsque, transportant à des concepts chimériques quelques-unes des propriétés, et par suite, les noms mêmes des objets familiers, (1) ils détournent la valeur des signes, les font passer d'abord, à dessein, du sens propre et naturel, au figuré et à l'abstrait; puis, par l'habitude même de les considérer sous ce nouveau rapport, oublient ou méconnaissent leur première origine; lorsqu'à force de contempler le sensible dans l'abstrait, ils finissent par les identifier ou les confondre; lorsqu'enfin leur imagination, mise en jeu par le vague, l'incertitude et le double sens des termes, jette un reflet trompeur sur des ombres, et leur imprime la couleur, la consistance de la réalité....; font-ils autre chose qu'étendre le domaine de la mémoire sensitive, accroître (par des expressions

(1) L'habitude détermine toujours le choix de nos termes de comparaison, parmi les noms des objets les plus familiers; elle nous crée ainsi de fausses analogies, des ressemblances souvent tout-à-fait illusoires. On en voit à chaque instant des exemples dans la conversation des hommes qui exercent différentes professions : ils trouvent par-tout quelque rapport avec leur art, et font des applications continuelles de leurs termes techniques. C'est toujours par la même cause, dont nous parlions (chap. 3 de la prem. part.)

mixtes, par des noms simples devenus mistérieux) le nombre de ses matériaux, fortifier enfin des habitudes dont la durée et la vogue de leurs systêmes, suffiraient pour montrer toute l'opiniatreté ?

Les visions systématiques des philosophes, les illusions séduisantes des poètes, les besoins de l'imagination, et avant tout, ce pouvoir des premiers *signes d'habitude*, qui nous entraîne à juger de l'identité par les analogies les plus imparfaites (voyez chap. 3, prem. part. art. prem.), tout a contribué à altérer le titre des termes d'abord représentatifs, à les faire passer insensiblement, et par un effet même de l'habitude, du propre au figuré, du sensible à l'abstrait, de l'imitatif à l'arbitraire : de là, ont dû résulter, dans les communications ordinaires, plusieurs abus du langage, à-peu-près semblables à ceux qui ont servi de fondement aux systêmes abstraits des philosophes. Lorsque le sens figuré est devenu propre, par l'emploi répété qu'on en a fait, la première empreinte sensible étant absolument effacée, le signe n'a plus exercé qu'une fonction arbitraire, et a dû souvent dégénérer en un pur mécanisme, comme nous l'avons observé dans le chapitre précédent; mais, avant d'atteindre ce degré, il est souvent arrivé, sans doute, ce qui nous arrive à nous-mêmes, lorsque nous transportons par choix, et peut-être sans nécessité, le nom d'un objet sensible à une idée abstraite. L'expression métaphorique semble nous éclairer alors d'une double lumière, l'une directe, l'autre refléchie; mais ces deux espèces de rayons peuvent se croiser dans la pensée, qui, se trouvant ainsi éclairée par un faux-jour, ne voit rien de distinct, et demeure indécise; ou, n'apercevant que des apparences trompeuses, prend une fausse direction, et laisse la réalité pour suivre des ombres : cette incertitude, ces illusions, ces surprises, qui sont si propres à exercer le sentiment, affaiblissent d'autant la faculté de représentation. L'usage répété et immodéré des figures, augmentant toujours le nombre des expressions vagues et indéterminées, fortifiera donc les habitudes de la mémoire sensitive, et les rendra prédominantes.

En général, plus une langue abondera en

en tropes de toute espèce, allégories, métaphores, inversions, etc., plus les signes y rempliront une fonction excitative, et plus leur usage constant favorisera l'exercice de la faculté dont nous parlons. Les systêmes abstraits, les visions systématisées, dans tous les genres, y naîtront, et s'y propageront comme dans leur élément naturel : ce sera la langue favorite des séducteurs et des ennemis de la raison humaine ; elle pourra fournir aux uns des *armes*, aux autres des *talismans*.

La répétition des signes exclusivement propres à exciter le sentiment (et on voit qu'ils peuvent produire cet effet de bien des manières) parvient à modifier, en quelque sorte, l'organe de la pensée, comme l'usage des irritans factices modifie et dispose les organes internes ou les centres de sensibilité ; la pensée s'attache de même à ses mobiles habituels d'excitation, les réclame, les appelle sans cesse, ne peut plus se passer d'eux, ni sortir de leur enceinte ; et cependant elle se dégoûte de tous les alimens de bon suc, et perd, si l'on peut s'exprimer ainsi, la *faculté de les digérer*. Aussi, voyons-nous ces hommes accoutumés à se repaître de chimères, repousser opiniâtrément *tous les produits de la raison éclairée, comme des élémens hétérogènes à leur nature.*

Pour exprimer les habitudes (ou les dispositions constantes de la pensée) qui naîtraient de l'exercice répété de la mémoire mécanique, nous avions pris pour terme de comparaison cette espèce de tempérament, où les forces motrices dominent et absorbent les forces sensitives ; nous rapporterons maintenant les habitudes dont nous venons d'indiquer la formation et les effets généraux, à cet autre tempérament, où la sensibilité prédomine sur le mouvement. Quoique ces dispositions paraissent opposées entr'elles, elles ont néanmoins pour résultats communs, l'entraînement de la volonté, l'incapacité d'attention et de réflexion, l'inertie de la faculté représentative. Voyons comment cette dernière faculté peut naître et se fortifier par la répétition des moyens propres à ramener et à maintenir l'équilibre des *forces.*

CHAPITRE IV.

De l'Exercice et des Habitudes de la Mémoire représentative. Indication des moyens propres à former ces habitudes.

MÉMOIRE ou *rappel* des signes; *mémoire* ou *représentation des formes et des figures*; voilà peut-être où vont se réduire, en dernière analyse, toutes les opérations, tous les *produits* réels et consistans de ce que nous avons appelé l'intelligence humaine.

Les signes ne peuvent avoir de valeur représentative que par les *idées* auxquelles ils sont associés; les idées (en prenant ce mot dans son acception propre et directe) ne peuvent être que les images ou copies des *perceptions*; et il n'y a de perception réelle que des formes, des figures et des sons (voyez l'introduction); tout le reste fuit comme l'ombre. « *Par levibus ventis volucrique simillima somero.* »

Nos perceptions, nos idées et nos signes dérivent de la même source, appartiennent à la même classe d'impressions *actives*; on peut donc, sous ce rapport, les considérer comme élémens homogènes : et en effet, la facilité avec laquelle ces élémens s'unissent, la persistance, la durée et la clarté toujours égales, dont jouissent leurs composés, ne peut dépendre que de leur nature, de leurs propriétés intrinsèques; l'art peut bien les rapprocher, les mettre en contact, mais ne détermine point l'affinité, la force d'agrégation qui leur est propre.

Le signe articulé, et l'objet visible ou tangible, par exemple, auquel ce signe s'attache, sont deux perceptions également distinctes, également fixes et disponibles; la force motrice peut se partager entre les deux termes, les envelopper dans le même acte, sans qu'il y ait là de perturbation sensitive, qui arrête ou distraie son déploiement. Le même exercice peut être continué ou répété, selon la volonté de l'individu. Les conditions premières d'une association étroite et durable se trouvent donc parfaitement satisfaites (voyez le chap.

prem. 2e. sect.). Désormais la présence de l'objet déterminera le rappel du signe, et ce rappel provoquera l'apparition de l'image. La fonction est commune et réciproque (1) le rappel se facilite par la familiarité de la perception, et la représentation par la fréquence du rappel volontaire. La mémoire, s'appuyant ici également sur le signe qui conduit à l'idée, et sur l'objet qui ramène au signe, aura donc un double mobile; ses habitudes acquerront aussi une double persistance. Les noms ne seront point à vide, et ne laisseront dans la pensée aucun nuage, qui ne puisse être promptement dissipé par de nouvelles expériences; enfin (et cet avantage inestimable est exclusivement attaché à la classe de nos impressions perceptibles) la fixité de l'image correspond à celle du signe articulé disponible, ou à la *permanence* du

---

(1) Cette réciprocité n'a point lieu dans les signes des sensations; une odeur, une saveur ou une modification intérieure, que je sens actuellement, me fait bien rappeler le nom associé; mais j'aurai beau articuler le nom, je ne ferai point revivre la sensation.

signe écrit, dessiné, etc., comme la valeur constante de ce signe repose à son tour sur l'invariabilité de l'objet qu'il représente : il n'y a point là d'illusions, de prestiges, ni d'habitudes mécaniques. Fixée par ces instrumens admirables que le besoin ou le génie inventèrent, et dont elle-même a facilité l'usage, l'habitude produit la persévérance dans la pensée, comme la nature l'entretient au dehors. Heureux si tous les matériaux de nos connaissances, tous les élémens de nos combinaisons étaient toujours aussi solides, aussi inaltérables !

Les besoins variés de l'être sociable et indéfiniment perfectible, l'activité propre à la pensée, le développement et l'extension que procurent à ces besoins, à cette activité, l'emploi constant et continuellement répété des signes du langage, entraînent bientôt l'individu hors du cercle trop étroit des perceptions, des images, et des signes directement associés à leurs objets : partant de ces élémens comme de points fixes, il les soumet à de nouvelles opérations, les élabore, les combine, les groupe, les sépare d'une infinité de manières. Qu'est-ce qui pourrait mettre des bornes à sa puissance ? Il a le *mouvement* en lui-même; la *matière* dans les signes, et il crée.... ou plutôt il arrange, il forme le nouveau monde de ses idées, avec les matériaux extraits du monde réel : en habitant l'un, il ne doit donc jamais oublier l'autre; il doit y chercher et pouvoir toujours y retrouver le nombre, la qualité, la place des élémens qu'il en a tirés. Or, c'est la mémoire représentative qui peut seule fournir ces indications; c'est d'elle que dépend la liberté de communication des deux mondes; et le passage qu'elle fournit est toujours d'autant plus prompt et plus assuré, qu'elle a été plus fréquemment appelée à visiter et à vérifier en détail les parties du composé idéal, ou que ces parties elles-mêmes sont moins altérées, moins déguisées, plus rapprochées enfin de leur origine sensible.

Pour apprécier la nature des fonctions de la mémoire représentative, dans l'emploi de ces termes ou composés secondaires, pour juger de la facilité avec laquelle elle peut remplir ces fonctions, et reconnaître les habitudes qu'elle contracte par la répétition de ces divers exercices, il ne sera pas inutile d'examiner (ou du moins d'indiquer ici rapidement) quels sont, dans les principales classes de nos idées composées, les caractères particuliers qui les approprient davantage à la faculté dont nous parlons.

Écartons d'abord de cette dénomination d'*idée* tout ce qui se rapporte à l'exercice du sentiment, tout ce qui appartient à la fonction *excitative* du signe; si ce dernier n'est pas un *son vide*, il ne pourra exprimer qu'un objet représentable, ou susceptible d'être ramené aux représentations claires des sens (par une chaîne plus ou moins longue d'opérations d'analyses, etc.)

1°. Prenons pour premier exemple les termes des notions morales, qui nous offrent la double propriété *sensitive*, que nous avons indiquée dans le chapitre précédent, et *représentative*, dont nous nous occupons maintenant. Ces termes, comme on sait, embrassent sous eux des idées de différente espèce, qui admettent plusieurs sortes d'élémens composés eux-mêmes, etc.; en sorte qu'il est toujours plus ou moins difficile de les ramener aux perceptions simples et primitives des sens. Cependant, comme le fonds réel et principal de ces idées ne peut jamais être tiré que des perceptions mêmes, combinées et transformées de diverses manières, il n'y a point de doute que la mémoire ne puisse contracter l'habitude de les représenter exactement à l'aide de leurs signes; et avec d'autant plus de clarté, de promptitude et d'aisance, que les mêmes combinaisons auront été plus soigneusement exécutées, plus souvent répétées, et surtout que les exemples qui en ont déterminé la formation, se seront plus fréquemment reproduits au dehors. Ces exemples, en effet, quoique composés d'un très-grand nombre de circonstances, se circonscrivant alors dans un même tableau, deviennent l'objet d'un seul, ou de plusieurs actes rapidement successifs de la mémoire représentative. C'est ainsi que nous nous représentons, avec la vîtesse de la parole, ce qui compose, en général, le *matériel* de différentes actions ou circonstances, que nous sommes accoutumés à rattacher à tel terme de morale (aussi n'est-il guères de *vertus* ou de *vices* qui ne puissent être représentés par des images sensibles ; aussi la morale est-elle susceptible d'être mise en tableaux ; et c'est ainsi peut-être qu'elle atteint le mieux son but). Mais les termes dont il s'agit ici, ne sont pas seulement destinés à représenter le matériel des actions avec leurs circonstances *perceptibles*, ils indiquent de plus des *rapports* de plusieurs genres, et la plupart de ces rapports sont de telle nature, qu'ils ne doivent et ne peuvent point être *mesurés* (comme tout ce qui porte, à plus juste titre, le nom de *rapport*), mais bien *sentis* ; tel est, par exemple, le rapport d'un fils à son père, dans le mot parricide ; celui d'obligé à son bienfaiteur, dans le mot ingratitude, etc.

Il faut bien distinguer le tableau ou la représentation claire que se fait notre esprit, des actions et circonstances morales, liées à un signe ; du *sentiment* dont nous pouvons être affectés par le rappel du signe, ou par la représentation du tableau. Ces deux derniers actes, dépendant des habitudes de la mémoire ou de l'imagination, peuvent en acquérir la constance et la fixité ; mais le sentiment est très-sujet à varier dans chaque individu (et souvent dans le même, en différens tems), selon les dispositions physiques, le tempérament, le degré de développement moral, qui se proportionne à celui d'une sensibilité plus ou moins exercée; enfin selon l'éducation première et l'expérience acquise des biens et des maux de la vie, expérience qui peut seule faire concevoir ou partager ces biens et ces maux, et déterminer pour eux notre sympathie ou notre aversion. Quelquefois même (comme nous l'avons déja vu) ce sentiment, ne se fondant sur aucune représentation, aucune idée, s'attache uniquement au son articulé, qui tient d'une première habitude d'imitation, le pouvoir de l'exciter. Enfin il est toujours possible de définir l'*idée* : les analyses ou combinaisons antérieures, fréquemment répétées, peuvent faciliter à la pensée les moyens d'en retenir et d'en embrasser les nombreux élémens ; mais le sentiment échappe, par sa nature même, à la puissance de ces moyens artificiels, qui lui sont étrangers, et ne sauraient pas plus le captiver que le faire naître.

Il en est du *beau moral* comme du *beau*

physique (1); on peut apprendre à saisir et à juger l'ensemble d'un tableau, par une

(1) L'imagination, toujours appuyée sur l'habitude, nous crée des modèles ou prototypes du *beau moral* comme du *beau physique*, (Voyez le chap. 3 de la prem. partie), et nous apprenons également à juger, par une comparaison rapide avec ce modèle, de la bonté, de la régularité et de la convenance des actions qui nous frappent; mais il peut y avoir ici deux modèles bien différens : l'un qui correspond aux actions, aux caractères que nous avons le plus communément observés dans la société où nous vivons, détermine les jugemens habituels portés sur la convenance ou la propriété des actes : ici le juge, l'arbitre intérieur de la conduite morale, la conscience, se confond avec l'habitude, et ne connaît souvent d'autre règle que la *mode*, et c'est ainsi que les actions les plus condamnables en elles-mêmes passent en effet, dans une société corrompue, comme des modes, que chacun suit sans pudeur, comme sans remords.

L'autre modèle se forme, comme celui du beau physique *idéal*, des impressions ou des exemples, toujours tirés, il est vrai, des objets qui nous environnent, mais choisis dans une nature moins imparfaite, et recueillis, fixés, exagérés ensuite par l'imagination, qui se compose un tableau unique des beautés ou des vertus éparses dans le monde moral, comme ce peintre ancien fit sa Vénus, en réunissant les beautés application prompte et facile des règles de l'art, dont on a l'habitude; mais on n'apprend point de même à en *sentir* vivement les beautés. Peut-être parviendrait-on à faire concevoir à un Asiatique, par exemple, les idées réelles que nous pouvons attacher aux termes *patriotisme, honneur*, etc.; mais il serait tout aussi difficile de lui en inspirer les sentimens, que de lui faire partager les goûts physiques et sensuels appropriés à nos climats et aux premières habitudes de nos sens (1).

éparses des filles de la Grèce. La représentation fréquente, la contemplation assidue de cet archétype du beau moral, peut élever l'homme au dessus de lui-même, lui faire atteindre le plus haut degré de perfection dont il soit susceptible, imprimer à sa sensibilité la direction la plus heureuse pour lui et pour ses semblables, lui faire une habitude des affections les plus douces, les plus bienveillantes, comme des sacrifices les plus grands et les plus généreux, lui créer enfin cette *conscience* épurée, qui juge avec infaillibilité, ou plutôt qui *sent*, recherche et saisit, comme par instinct, tout ce qu'il y a de bon, de beau et d'élevé dans notre nature morale.

(1) Nous pourrions déduire de ce qui précède deux conséquences, qui sont en opposition avec les prin-

Concluons que les termes des notions morales, que *Locke* a nommés *modes*

---

cipes avancés par *Locke* (chap. 6 et suiv. du liv. 3 et suiv. sur l'Entendement) : c'est que 1°. les termes de *modes*, *mixtes*, ne sont point réellement *archétypes*, c'est-à-dire, formés sans *modèle* et sans *règle*, comme dit ce philosophe. Il n'y a que les images fantastiques, dont nous avons parlé, qui puissent être désignées ainsi; toutes les idées de modes mixtes que les législateurs ou les moralistes peuvent se former, sont toujours des copies d'actions diverses qui les ont frappés, ou qu'ils conçoivent comme possibles, d'après leurs expériences ou leurs habitudes : la seule différence qu'il y ait entre ces idées, et celle où l'on reconnaît une règle, un modèle, c'est que ce modèle *permanent* dans les *substances*, est fugitif dans les actions qui nous frappent au dehors simultanément, ou en différens tems, et que nous réunissons ensuite sous un signe. Vouloir imaginer arbitrairement des actions, qui ne seraient point dans l'analogie des mœurs ou des habitudes de la société où l'on vit, c'est comme si l'on voulait imaginer la forme et la figure des habitans de la lune; ou ce serait imiter le peintre dont parle *Horace : Humano capiti cervicem pictor equinam*, etc.

2°. S'il est vrai que les rapports moraux sont sentis et jamais mesurés; que les modes variables de notre sensibilité entrent toujours comme termes de rapport dans les jugemens que nous portons sur *mixtes*, ont en général, deux fonctions relatives, l'une, aux habitudes de la mémoire représentative; l'autre, aux habitudes ou aux dispositions sensitives. Nous avons vu comment ces dernières peuvent se former (chapitre précédent); les autres ne sont que des perceptions ou des images, simultanément associées entr'elles et à un signe; cette association est d'autant plus difficile, et exige un nombre de répétitions d'autant plus considérable, que les élémens du tableau sont plus nombreux, plus variés, plus hétérogènes; et surtout enfin plus fugitifs, puisqu'ils ne vont point se rallier à aucun *modèle extérieur* et *fixe* : ajoutons encore que le sentiment excité, par le rappel du signe, trouble et obscurcit souvent la netteté de représentation.

2°. La mémoire représentative remplit

le mérite des actions, il s'en suit bien évidemment, qu'il n'y a point de *démonstration* possible en morale, du moins dans le vrai sens que nous attachons au mot démontrer; il peut y avoir seulement description, énumération complète de toutes les idées d'actions, ou de circonstances perceptibles, que l'on a réunies sous un tel mot.

encore les fonctions les plus importantes, les plus nécessaires, dans la formation régulière, comme dans le rappel des termes de nos diverses idées abstraites, générales, et *complexes mixtes* de tout ordre (1); et d'abord dans leur formation, c'est elle qui fournit, conformément à ses habitudes acquises, les signes et les images, ou idées sensibles élémentaires, des objets perçus simultanément, ou en différens tems : l'individu contemple alors, dans ces copies rapprochées, ce qu'il n'avait point aperçu dans les modèles ; il établit dans son monde idéal un ordre, qui transporté de nouveau au monde extérieur, en étend, en facilite singulièrement la connaissance. C'est ainsi qu'il distribue ou range ses idées, à côté

(1) J'aime à reconnaître ici les obligations que j'ai à l'ouvrage sur les *Signes*, du Cit. *Degérando*. La théorie lumineuse que nous a donnée cet auteur estimable. sur la formation des idées abstraites et complexes, de différens ordres, sur la distinction de leurs qualités ou propriétés diverses. sur les formes de nos jugemens abstraits, etc., m'a été très-utile dans cette dernière partie de mon travail. En lui rendant ici ce qui lui appartient, je remplis un devoir ; en lui exprimant ma reconnaissance, j'obéis au sentiment.

des

les unes des autres, selon leurs diverses analogies, ou en abstrait les propriétés communes, forme de nouveaux groupes représentatifs de ces propriétés ; donne à chaque groupe un signe particulier, qui devient ainsi le titre commun d'un plus ou moins grand nombre d'individus, et les détermine à venir se ranger sous ces *étiquettes* de *genre*, de *classe*, d'*espèce*, etc., comme dans autant de cases où il est toujours facile de les retrouver.

Les termes formés de cette manière, sur les rapports de la mémoire, sont encore confiés à son dépôt ; c'est elle seule qui peut les représenter exactement, avec la valeur réelle qui leur a été donnée ; son intervention habituelle, sa fidélité, peuvent seules prévenir les erreurs, les illusions et les habitudes opiniâtres, qui se rattachent si souvent à l'emploi vague et mécanique de pareils termes.... Mais abrégeons des détails qui nous éloigneraient trop de notre but ; prenons au hasard le signe d'une idee abstraite ou complexe, d'un ordre quelconque ; s'il n'est pas un son vide de sens, ou une simple habitude de l'oreille, quelle pourra être sa fonction ? sinon de *rappeler* un certain nombre déterminé de qualités sensibles, que la faible vue de notre intelligence, ne pouvant embrasser à la fois, saisira, ou percevra en détail, dans les signes ou idées intermédiaires, qui se sont groupés, pour former cette combinaison élevée, ou bien de nous retracer, et de nous déterminer à parcourir de nouveau, dans un ordre inverse, la suite d'opérations, de comparaisons, que nous exécutâmes sur les représentations directes des sens ou de la mémoire, avant de parvenir au terme abstrait dont il s'agit?... Dans tous les cas, rappeler un faisceau, ou une série d'images, par les signes associés qui les fixent ou les circonscrivent ; exercer la *mémoire représentative*.

Lorsque l'individu a fait lui-même ses idées, exécuté d'abord, avec les soins et l'attention nécessaires, puis fréquemment répété de la même manière, les opérations qu'elles supposent lorsqu'enfin il a solidement attaché, au premier anneau sensible, le fil qui doit le diriger, il peut s'élancer hardiment dans les régions éthérées du monde abstrait ; sa mémoire fidelle le ramènera au point de départ, avec toute l'assurance et la rapidité de ses heureuses habitudes.... Hors de ces conditions, c'est le vide, le vague de l'espace imaginaire, c'est le néant.

3°. Ce qui rend les fonctions de la mémoire représentative si difficiles, si incertaines, et si souvent nulles dans les opérations, qui ont pour objet de former ou de résoudre les termes abstraits ou complexes mixtes ; c'est surtout l'hétérogénéité qui règne entre les élémens combinés ou à combiner, entre les idées ou les qualités sensibles, primitivement séparées, ou abstraites de diverses perceptions comparées ; puis réunies sous un seul signe. Parmi ces qualités, s'il en est qui correspondent à des modifications purement affectives, elles seront irreprésentables, et apporteront nécessairement leur indétermination dans les composés artificiels dont elles font partie. En les supposant d'ailleurs appropriées aux facultés perceptive et représentative, elles ne le sont pas toutes également, et ne comportent point la même distinction ; enfin, quoiqu'il y ait une sorte d'affinité naturelle entre nos *perceptions* proprement dites, on ne saurait douter néanmoins qu'il ne faille plus de tems et d'habitude pour associer les impressions qui appartiennent à des sens séparés, que celles qui s'adressent ensemble au même organe. (1)

Mais, s'il est un système d'idées qui prenne son origine dans une seule classe d'impressions, ou encore dans une même perception fondamentale, éminemment et toujours également distincte; si cette perception ne fait que se transformer, se répéter, s'ajouter à elle-même, pour produire une variété infinie de modes et de combinaisons; si l'analogie et l'identité réelles qui existent entre ces modes et ces combinaisons, déterminent dans les signes conventionnels qui les expriment, une analogie et une identité telles que les opérations qui ont fixé la valeur des premiers termes, ne fassent

(1) C'est ce que l'on voit par l'exemple des enfans qui apprennent à lire, suivant la méthode de *Sicard*; ils associent, avec bien plus de facilité, les caractères lisibles avec la peinture de l'objet, qu'avec les sons articulés; cette dernière association est utilement préparée par la première, qui lui sert d'intermédiaire, et abrège le travail.

ensuite que se répéter suivant des lois constantes, pour produire les combinaisons les plus élevées, en sorte que l'on puisse toujours remonter ou descendre avec une égale facilité, et par le même fil continu, de l'origine au sommet, du sommet à l'origine. Enfin, si cette précieuse analogie se figure, se dessine à l'œil d'une manière permanente, et frappe l'ouïe par une suite de désinences périodiquement égales, etc., nous trouverons dans ces conditions autant de mobiles appropriés à l'exercice et aux habitudes de la mémoire représentative.

A. Nos idées de *modes simples* ont leur source commune dans la motilité ou dans l'impression de résistance, base fondamentale de toute perception, de toute idée. Cette impression première, qui communique en partie à toutes les autres sa distinction et sa fixité, s'obscurcit elle-même en se combinant; mais, si nous pouvons parvenir à l'isoler, à la dégager de tout mélange, elle recouvre sa clarté et se présente sans nuage à l'entendement qui la saisit et la contemple. (1)

(1) Ce degré d'abstraction, qui nous présenterait

La résistance se répète, se reproduit sans cesse dans tout ce que nous palpons, et même, quoique plus obscurément, dans ce que nous voyons, dans tous les pas, tous les mouvemens que nous faisons hors de nous. Si nous écartons toute autre propriété sensible, pour ne considérer les corps que comme résistans ou capables de résister à notre effort, ils ne seront plus que des *unités numériques*; (et l'idée de l'unité ne prend-elle pas en effet son origine dans une impression ou le souvenir d'une impression *indivisible* de résistance ?) donnons un signe à l'unité ainsi conçue. Ce signe acquiert tout de suite la plus grande généra-

---

ainsi la résistance, dégagée de toute qualité, de tout accessoire sensible, nous est toujours d'autant plus pénible, qu'il lutte contre toutes ces habitudes des sens et ces associations simultanées, dont nous avons étudié les lois dans les premiers chapitres de ce mémoire. L'aveugle géomètre est bien plus rapproché que nous de ce degré d'abstraction; aussi se distingue-t-il par la force et la netteté de ses conceptions, dans tout ce qui a rapport à la quantité : plus nous examinons de qualités ou de propriétés à la fois dans un objet, plus notre connaissance est confuse.

lité, puisqu'il s'applique à tout ce qui résista séparément, ou qui est *un*; et cependant il conserve sa clarté, sa détermination parfaite.

Rapprochons maintenant, ou considérons à la fois dans deux objets, *un* et *un*, ou 1 et 1, et exprimons cette collection par un nouveau signe deux ou 2; rapprochons encore un autre *un*, et désignons par l'articulation ou le caractère *trois* ou 3, la collection de 2 + 1.... ainsi de suite jusqu'à cinq ou six.

La simplicité du rapport que nous considérons, nous permet d'embrasser ou de nous représenter simultanément tous ces *uns*; nos premiers signes seront donc représentatifs; mais ils cesseront de l'être, dès que nous leur ferons exprimer des collections supérieures. Que faisons-nous alors? nous arrêtant au dernier signe représentatif, nous confondons, ou supposons confondues en une seule, les unités qu'il exprime. Nous avançons ainsi, en répétant les mêmes opérations, nous arrêtant toujours au nombre où la représentation cesse, pour en faire l'unité d'un ordre supérieur qui sera notée par un signe indicatif de cet ordre, et analogue à celui de l'unité simple, etc., c'est ainsi que nous pouvons atteindre les combinaisons les plus élevées, sans perdre de vue la lumière directe qui nous éclairait dans les premières.

Les signes qui représentent chaque collection d'unités, sont généraux comme celui de l'unité première; ils n'expriment que la répétition d'une même propriété simple, qui se retrouve par-tout, dans tous les objets qui s'offrent aux sens, comme distincts et séparés, quelles que soient d'ailleurs leur nature, leur dissemblance. Nous aurons donc à chaque instant l'occasion de répéter et d'appliquer les noms des nombres, et à force de les appliquer à tout, nous ne les appliquerons plus à rien; ils se détacheront d'eux-mêmes des objets résistans, subsisteront isolément dans la mémoire. C'est alors que les signes, ayant passé du concret à l'abstrait, cessent vraiment d'être représentatifs; tout roule sur le matériel des caractères qui s'adressent à l'œil ou à l'oreille. L'analogie parfaite, que la nature du sujet a permis d'établir entre ces caractères, et leurs diverses combinaisons, cette répétition continuelle d'un petit nombre de termes, ce cercle uniforme d'opérations et de formules, sont bientôt appropriés à la mémoire mécanique. Cette faculté peut diriger alors les calculs avec l'assurance, la rapidité et l'automatisme de ses habitudes; et si l'on n'y prend garde, elle tend à obscurcir l'origine des premières idées de nombres; à cacher le vrai fondement des opérations; à ruiner enfin toute faculté de réflexion.... Comment le calculateur routinier pourrait-il en effet soupçonner quelque mystère dans ces opérations, qu'il pratique en aveugle et avec tant de facilité? Ce n'est pas à lui, ce n'est même pas toujours au mathématicien préoccupé des résultats, et peut être aussi aveuglé en partie par l'habitude, qu'il est réservé de connaître les finesses de la langue du calcul, de percer jusqu'à ses racines, et de dévoiler la métaphysique, profonde par sa simplicité même, qui a présidé à sa construction.

Tels sont les avantages inhérents à la nature des idées de modes simples; mais aussi les inconvéniens qui peuvent résulter de l'usage habituel de leurs termes: ces idées sont les plus claires, les mieux appropriées à notre faculté représentative, les plus susceptibles d'une exacte détermination, mais, parce que leur objet est abstrait, l'idée se confond bientôt avec le signe (et l'habitude même tend à les identifier plus complettement) : puisque tout se rapporte aux signes, la mémoire mécanique y trouvera souvent un aliment; et comme l'analogie qui règne entr'eux ramène fréquemment les mêmes opérations, que les formules apprises ou retenues d'avance, s'appliquent à-peu-près de même à tous les cas, l'emploi continuel des mêmes procédés, des mêmes formules, pouvant dégénérer en une sorte d'automatisme, n'exercera plus l'activité de la pensée, et laissera languir ou perdre ses forces. (1)

---

(1) Que sera-ce, si l'on a appris les signes abstraits des nombres comme ceux des objets réels, et pratiqué longtems par routine les opérations de l'arithmétique, sans avoir même une idée nette des premiers principes sur lesquels se fonde la numération? La science du calcul s'apprendra ensuite avec d'autant plus de difficulté et d'inexactitude, que la mémoire mécanique se sera emparée d'avance des termes numériques et de leurs premières combinai-

B. De toutes nos idées de modes simples, celles qui se rapportent à l'*étendue* ou aux propriétés uniformes de ce plan solide que nous mesurons sans cesse par notre mouvement progressif, sont toujours les plus clairement circonscrites dans notre mémoire, les plus dociles à la représentation, les moins sujettes à s'obscurcir dans le vague des signes ou le mécanisme des opérations dont elles font l'objet.

Les idées de *nombre*, de *tems*, ne s'acquièrent que par abstraction. Toute la lumière et la réalité qu'elles peuvent conserver dans notre pensée, dépendent des signes qui les expriment. L'idée d'étendue ne suppose que notre mouvement, et en est inséparable. Sans signes numériques, il n'y a que des unités simples ou des impressions qui se succèdent irrégulièrement et sans uniformité : sans signes artificiels, il y a encore une étendue mesurée figurée, représentable au sens et au souvenir par des points de division fixes, des *marques*, des

sons : les preuves en sont journalières, et viennent à l'appui de nos principes.

notes prises et conservées dans la nature même.

Les divisions et classifications numériques ne sont rien, sans l'opération qui rappelle la valeur conventionnelle des termes qui les expriment. Les divisions de la durée n'ont rien de fixe hors de l'étendue ; mais celles de l'étendue même sont actuelles, *permanentes :* elles frappent le sens, et se vérifient toujours exactement, par le concours des deux principaux organes de la perception auxquels elles s'adressent, du tact et de la vue. (1)

---

(1) Supposons l'être moteur parcourant l'étendue solide, et y laissant l'empreinte de ses pas ; qu'au premier mouvement qu'il fait, à la première impression de résistance qu'il éprouve, il articule ou note *un* ; au second mouvement, *deux*, etc., le dernier terme exprimera, dans la somme des mouvemens et des pas qu'il a faits, les parties de l'espace libre qu'il a traversé, comme celles de l'étendue solide où il a empreint ses pas, et de plus le nombre d'impressions distinctes de résistance (ou d'efforts), qui se sont succédées depuis qu'il a commencé de se mouvoir : il a donc, dans ses signes, trois expressions, qui sont étroitement unies entr'elles, et dont le mouvement

Si l'on compare les idées abstraites des autres modes simples aux abstractions sensibles de l'étendue figurée, on verra combien ces dernières sont supérieurement appropriées à l'exercice de la mémoire représentative, et faites pour développer ses meilleures habitudes.

En séparant l'étendue des autres qualités

---

perçu est le module commun. L'individu pourra s'arrêter à l'une de ces expressions, en faisant abstraction des autres; mais, s'il veut considérer les rapports des parties de l'espace ou de la durée, ce ne peut être que dans les signes qui servent de point d'appui aux souvenirs confus de ses mouvemens; il n'y a, hors de ces signes, aucune prise pour la perception, aucun moyen de division possible; l'étendue solide lui offre seule, dans les traces ou les distances égales de ses pas, des divisions permanentes, qui sont les signes sensibles et naturels des mouvemens qu'il a faits, des impressions qui se sont succédées, ou des parties de la durée comme de celles de l'espace libre traversé. La perception ou l'idée d'étendue solide, étant immédiatement connue par notre propre mouvement, fournit donc des signes sensibles à toutes les idées de modes simples, et a sur elles la supériorité de détermination et de clarté, que ces dernières ont sur nos autres idées mixtes.

du corps, on la dessine, on la représente à l'œil; en contemplant ces images, nous ne sortons point du monde sensible; il semble, au contraire, qu'on n'ait fait qu'écarter le voile qui offusquait le regard, pour lui faciliter une perception plus distincte.

Les rapports des figures peuvent être saisis et perçus assez exactement par la vue seule, et en s'exerçant à ces comparaisons, le sens acquiert plus de justesse et de précision, et la pensée plus de rectitude.

C'est toujours sur les perceptions ou les idées mêmes qu'il s'agit d'opérer, et non point seulement sur les signes. Il n'y a pas là de formules toutes préparées, de termes évalués à l'avance; tout ce qui est démontré, conçu, ne peut l'être que sur une représentation actuelle du sens ou de la mémoire, et tout dépend de l'exactitude, de la fidélité de cette représentation, qui acquerra, sans doute, plus de promptitude et de facilité, par une répétition fréquente, mais que l'habitude ne saurait transformer en un pur mécanisme.

Les noms mêmes, associés aux figures, aux modifications diverses de l'étendue, servent à donner une prise utile, un appui nécessaire à la mémoire représentative. Ici le signe et l'idée sont si bien faits l'un pour l'autre, qu'une fois unis, ils ne peuvent plus se séparer, leur correspondance mutuelle est toujours prompte, exacte, infaillible. La simplicité et la symétrie des figures frappent la vue aussi distinctement, que le son frappe l'ouïe; ces perceptions également claires, deviendront également persistantes: aussi voit-on les plus jeunes enfans apprendre très-aisément à retenir et à appliquer les noms des figures simples de la géométrie. Rappellent-ils ensuite le nom? on s'assure tout de suite s'ils ont l'idée, en leur faisant tracer son objet, avantage inestimable et particulier à ce système d'idées. Heureux les enfans qui auraient le premier fonds de leur mémoire garni de mots, dont ils pourraient ainsi figurer ou dessiner les représentations!... Dans des cerveaux qu'une première habitude aurait disposés de cette manière, les signes tendraient ensuite d'eux-mêmes à se rejoindre aux idées, comme les idées aux signes, les termes vagues ou vides ne trouveraient point de place pour s'y loger, et en seraient rejetés comme des matériaux hétérogènes.

II. En parcourant les principales classes de nos idées, nous avons donc rencontré celles qui sont les plus propres à faire naître et à développer les habitudes de la mémoire représentative, à devenir, pour ainsi dire, le lait nourricier de l'intelligence. Cet objet est si important, que je demande la permission d'y insister encore quelques instans. Je ne crois point d'ailleurs m'éloigner de la question ni du but des philosophes qui l'ont proposée; et à quoi doit nous conduire en dernier résulat la connaissance de nos habitudes, si ce n'est aux moyens d'en former de bonnes?

Puisque l'intelligence est toute entière dans la faculté de représentation, c'est vers le développement de cette faculté que doit être entièrement dirigée l'éducation première; il s'agit de faire une habitude, un *besoin* premier de son exercice.

En proscrivant avec le plus grand soin tous signes, ou formules, et pratiques de récitation mécaniques (comme tout ce qui pourrait donner à la sensibilité une impulsion

sion précoce et dangereuse, (1) porte, en quelque sorte dans l'organe de la pensée,

---

(1) L'étude des langues anciennes dont on s'occupait d'abord exclusivement dans les collèges. et la manière surtout dont on s'y prenait pour apprendre ces langues, étaient bien propres à faire une habitude de cette espèce de mécanisme dont nous avons parlé (Chap. II.) Après le rudiment, c'etait la mythologie, puis les poètes qu'on faisait expliquer, apprendre par cœur, réciter... Des poètes tels que *Virgile*, par exemple. entre les mains des enfans de huit ou neuf ans! comment concevraient-ils quelque chose à ces figures, ces ellipses, ces inversions; quel sens peuvent avoir pour eux ces expressions fines, si délicates ou profondes du sentiment? et si elles en avaient un, si leur imagination séduite par le merveilleux de la fable et de l'épopée, commençait à prendre l'essor avant la naissance du jugement qui doit la régler; si la *memoire sensitive* enfin se transformait en habitude, ce serait bien pire encore (Voy. le Chap. III.) Malgré le respect que j'ai pour *Condillac*, je ne saurais croire que la lecture habituelle d'un poète tel que *Racine*, faite par un enfant de huit ans, (c'était l'âge du prince de Parme son élève) pût avoir les bons effets qu'il en attendait, et elle pouvait en produire de très-funestes. J'observerai encore à cette occasion que le cours de littérature devrait être le dernier dans l'enseignement *gradué*

un principe vicieux d'*irritation*, l'accoutume au vague, au mystère, aux fantômes de toute espèce, etc.) la première éducation se trouverait naturellement circonscrite dans l'enceinte des idées simples, claires, déterminées, ou toujours susceptibles de la plus exacte détermination. L'étude de l'arithmétique, de la géométrie élémentaire jointe à la pratique constante du dessin (qui doit être la première langue écrite) fournirait la bâse fondamentale de tout l'édifice des connaissances subséquentes; mais il y aurait encore des précautions à prendre, pour asseoir cette bâse; ce n'est pas tout d'être

des écoles centrales; on ne devrait au moins y parvenir qu'après avoir suivi le cours d'idéologie et de grammaire générale, et on serait conduit à ce dernier par l'étude préliminaire de l'arithmétique et de la géométrie élémentaire; il serait même à souhaiter, que le professeur d'idéologie fût chargé de diriger ce cours, ou qu'il s'entendît au moins toujours avec celui qui le ferait; puisque c'est de la langue et des méthodes du calcul, qu'il doit lui-même tirer ensuite les exemples les plus propres à éclaircir ou à confirmer la théorie des idées, du raisonnement et du langage.

fixé sur la qualité des matériaux, il faut de plus, savoir les disposer convenablement entr'eux.

Je voudrais, par exemple, (et pour les causes précédemment énoncées,) que les premières notions de géométrie précédassent la connaissance et la pratique de nos signes ou des méthodes ordinaires de calcul ; les idées même des nombres pourraient être d'abord *représentatives* (en prenant, par exemple, une ligne pour unité, la divisant en parties égales, l'ajoutant à elle-même, etc.) La numération conçue, on ne s'arrêterait pas longtems aux opérations sur les signes, crainte qu'elles ne dégénérassent en une routine aveugle. La théorie des proportions se démontrerait sur les figures même, selon la méthode d'Euclide (1) qui pourrait être de beaucoup abrégée et simplifiée. En un mot, tout ce qui pourrait être démontré dans les perceptions ou les idées, le serait toujours de cette manière. On ne passerait de la représentation du sens, au signe de la mémoire, du concret à l'abstrait, qu'avec lenteur et circonspection ; et le signe

(1) Voyez les élémens d'Euclide, liv. 5 et suivans.

devenu abstrait, serait encore souvent traduit et ramené au sensible, d'où il a tiré son origine.

Ce ne serait qu'après avoir mis ainsi à des épreuves continuelles la faculté représentative, après s'être bien assuré de son exercice, que l'on pourrait recourir, sans danger et avec succès, aux procédés expéditifs et faciles de nos méthodes de calcul. Ainsi, les progrès de l'individu suivraient à-peu-près le même ordre que ceux de l'espèce savante; la jeune intelligence étendrait tous les jours ses forces, en les exerçant; et quand elle en viendrait à l'usage des *leviers*, on reconnaîtrait, à la manière dont elle saurait s'en servir, sa vigueur propre et naturelle.

Dans les démonstrations géométriques (dont on graduerait la longueur et les difficultés, selon l'extension de la force pensante) je voudrais encore que l'élève, au lieu d'avoir toujours la figure sous les yeux, contractât l'habitude d'en percevoir les rapports dans le tableau conservé et retracé par sa mémoire. Il serait facile de juger (à la manière dont il s'exprimerait en démontrant) du degré de netteté et d'exactitude de ses représentations. C'est ainsi, et non pas seulement avec des mots, que l'on cultive la véritable mémoire.

Le même objet serait rempli par la pratique du dessin, si l'on exerçait l'élève à retracer ou à copier de *tête* les modèles qui l'auraient frappé dans la nature. Il se ferait ainsi une habitude de regarder plus attentivement, pour mieux retenir et mieux imiter; ainsi la perception et la mémoire se soutiendraient et s'alimenteraient l'une par l'autre.

Enfin, quel que fût le systême d'idées dont on s'occuperait dans la suite, l'élève *de la raison* serait assujetti à retenir et à rendre toujours un compte précis et fidelle des idées même de leur enchaînement, de leur ordre de filiation, sans jamais s'asservir aux expressions employées par les maîtres ou les auteurs, en écartant les récitations purement mécaniques, avec autant de soin qu'une méthode pédantesque en met ordinairement à les multiplier.

Je demande grace pour cette digression, si c'en est une, en faveur du motif qui l'a suggérée. Mais, avant de rentrer dans les bornes précises de mon sujet, je prie qu'il me soit permis de faire encore quelques réflexions, sur les rapports que peut avoir l'usage d'une langue particulière, avec les habitudes de la mémoire représentative. (1)

III. La pratique des langues qui réunissent la double analogie des signes entre eux, et avec les idées, seconde de la manière la plus heureuse la formation et le développement des habitudes dont nous parlons. Lorsque *le mot peint l'idée, et que l'idée peint le fait*, ces trois élémens unis en un même faisceau, se prêtent un appui réciproque dans la pensée.

---

(1) Les formes de nos langues maternelles sont les premiers mobiles des habitudes de notre pensée, qui prend nécessairement l'empreinte de cette espèce de *moule* dans lequel elle tourne sans cesse. On ne peut traiter une question d'idéologie, sans toucher d'un côté à la physiologie (si l'on veut creuser un peu le fond du sujet) et de l'autre à la grammaire, si l'on en considère les formes extérieures et sensibles. Je sens qu'en prenant la question actuelle sous ce dernier rapport il y aurait plusieurs choses importantes à dire, mais la nature de mon plan ne me permet là dessus que des observations superficielles.

Si les idées analogues sont représentées par les formes ou les désinences sensibles des termes articulés ; si les combinaisons identiques des faits, se peignent dans celles des mêmes caractères ou sons élémentaires , la mémoire suivra la pente facile des habitudes de l'oreille et de la voix. Il n'y a point ici de mécanisme à craindre , lorsque le but est certain, et que la route est sûre , que risque-t-on de s'y laisser entraîner ?

La langue de la chimie moderne est bien propre ici à nous servir d'exemple : on en retient les termes avec autant de facilité , qu'on saisit les idées ; jamais les unes ne s'isolent des autres, et l'on ne peut pas plus apprendre la langue sans la science, que la science sans la langue. Aussi, plus on se familiarise avec cette dernière ; et plus on se sent de dégoût pour les expressions vagues , trompeuses , insignifiantes de la vieille doctrine, plus on se fait une habitude , un besoin de la détermination exacte des signes qu'on emploie , et des idées qu'ils expriment. Aussi l'étude de la chimie pneumatique me paraît-elle devoir heureusement concourir avec les moyens précédemment indiqués, pour former les habitudes de la mémoire représentative.

Quoique nos langues usuelles destinées à représenter ou exprimer toutes sortes d'idées, et de combinaisons aussi étendues qu'hétérogènes ; ne comportent point cette analogie exacte, qui n'appartient qu'aux sciences, dont l'objet est circonscrit dans une même espèce d'élémens ou dans un ordre uniforme de combinaisons et de rapports : cependant, en comparant ces langues diverses, on s'aperçoit aisément qu'elles réunissent différens caractères, plus ou moins propres à seconder ou à troubler le calme et la netteté de représentation des idées.

Sagesse dans les tours, sobriété dans les figures, précision et clarté dans l'expression, uniformité dans l'ordre de construction ; des articulations ni trop rudes, ni trop douces, ni trop flatteuses à l'oreille... des caractères semblables pourront renforcer la faculté représentative, de tout ce qu'ils ôteront à la vivacité de l'imagination, à l'énergie du sentiment.

La fixité de construction doit avoir surtout une influence marquée, sur les habitudes de la mémoire dont nous parlons. Cette faculté trouve en effet un double exercice dans l'opération qui consiste à rappeler en même tems et les mots, et l'ordre dans lequel ils doivent être arrangés : l'habitude de cet ordre fixe doit être même d'autant plus difficile à former, qu'elle tend à mettre un frein à l'imagination et à modérer ses saillies. Mais, dès qu'elle est contractée, la pensée s'asservit à la règle, la suit sans contrainte, et avec une sorte de nécessité. Sans doute les avantages qui résultent de cet assujettissement volontaire, sont bien préférables à une liberté désordonnée et licencieuse.

L'image principale se représentant d'abord par son signe (qui est amené le premier dans l'ordre *direct* (1) de la construc-

(1) Ces mots *ordre direct*, *ordre naturel*, appliqués par plusieurs grammairiens à notre construction, portent peut-être eux-mêmes l'empreinte de la puissance de l'habitude. C'est en effet l'habitude qui nous rend cet ordre fixe dans l'arrangement des parties du discours, si facile, si nécessaire même, qu'il est bien pour nous une seconde nature. Nous ne

tion) la pensée se fixe sur cette image, et s'arrête à la contempler, comme l'œil se fixe au dehors sur l'objet le plus frappant, avant de parcourir les accessoires qui l'environnent. Les accessoires intellectuels se déroulent de même selon leur rang, dans le tableau de la parole, se réfléchissent la lumière, sont examinés en détail et par ordre, sans que l'empressement, l'impatience d'arriver à un terme attendu, inconnu ou plus attrayant, portent à franchir les intermédiaires qui l'éloignent. La sensibilité exaltée, l'imagination rebelle, tendent-elles quelquefois à *bouleverser l'ordre de la raison*, et à entraîner la parole? une habitude plus forte les contient; il s'élève un conflit momentané, et de l'opposition des forces résulte l'équilibre, le calme.... On ne parle bien qu'en se possédant; on apprend à se maîtriser, en apprenant à bien

---

concevrions pas comment il pourrait y avoir d'autre arrangement possible, si nous ne connaissions pas d'autre langue que la nôtre; ce préjugé d'habitude est peut être entré pour beaucoup dans la fameuse dispute, au sujet des *inversions*.

parler ; et la parole elle-même accuse le désordre et le vide de la pensée. Heureux le peuple chez qui les habitudes du langage peuvent s'identifier ainsi avec celles de l'ordre, de la sagesse et de la raison !

L'exercice répété de la mémoire représentative doit avoir sur les dispositions fixes de la pensée, les mêmes effets qu'ont en général sur celles des organes sensibles et moteurs, un emploi modéré et justement *proportionnel* de leurs forces, qui n'en laisse aucune partie inactive, et qui jamais ne les excède. Comme la fonction propre de l'intelligence est de circonscrire nettement les images et de les rattacher à des signes, elle remplira toujours cette fonction d'une manière d'autant plus imperturbable, qu'elle s'en sera fait de bonne heure une habitude, une nécessité (or, c'est à ce but essentiel que tendent tous les moyens indiqués dans ce chapitre ;) la continuité d'un tel exercice met en valeur toutes les parties de l'organe central, multiplie et fortifie leurs communications, n'en laisse prédominer aucune, mais, au contraire, les maintient dans cet équilibre, cette correspondance exacte, qui constitue la vraie capacité intellectuelle, et forme, pour ainsi dire, le *tempérament tempéré* de la pensée.

CHAPITRE V.

*Comment les habitudes du langage ou la répétition fréquente des mêmes termes, fondent d'abord nos jugemens d'*existence réelle, *et transforment ensuite ceux que nous pouvons porter sur les rapports de nos termes ou de nos idées.*

Toutes les impressions contemporaines, tous les mouvemens qui se sont constamment répétés ensemble, s'unissent si étroitement et contractent une telle adhérence, qu'ils ne peuvent plus s'isoler, mais s'appellent sans cesse, se remplacent, et souvent se confondent au regard de la pensée. La même loi d'association, le même pouvoir de l'habitude qui nous crée d'abord des signes naturels, (voy. les chapitres 2 et 3, première section) et puis nous en dérobe les fonctions, dirige et modifie de la même manière l'emploi des signes artificiels du langage.

I. Ces derniers signes ne sont que des mouvemens ou des caractères institués par nous, et surajoutés à nos impressions, pour mieux les distinguer, et surtout les approprier au *rappel* (voyez le chapitre premier de cette section.) Mais, lorsqu'une longue et ancienne habitude a cimenté le lien, et *incrusté*, pour ainsi dire, l'étiquette dans l'objet qu'elle était destinée simplement à noter ; l'articulation ou le rappel du mot, la perception de l'objet ou l'apparition de l'image, s'évoquent les uns les autres si infailliblement, et avec une telle rapidité ; ils sont si bien enveloppés dans le même acte simultané de la force motrice, qu'ils paraissent s'identifier dans le même sujet, et participer à la même *essence*.

C'est ainsi que des signes de convention semblent avoir le plus souvent, avec les objets ou les idées qu'ils expriment, ce même rapport d'*inhérence* qui nous fait juger la couleur dans l'étendue, et les modifications tactiles dans le corps résistant. C'est ainsi que cette sillabe *fer*, par exemple, paraît à l'homme irréfléchi aussi inhérente au métal, que la solidité, la couleur terne, et autres propriétés dont ce mot exprime la collection ; et qu'enfin, comme l'a observé *Locke* : celui qui dit : cela est du *fer*, croit exprimer quelque chose de plus qu'un nom, et désigner peut-être la nature intime de cette substance.

Si ce jugement illusoire, qui se fonde tout entier sur une ancienne habitude, peut identifier ainsi des signes arbitraires, avec la nature des objets ou des impressions même, qui ont un soutien dans la résistance ; comment ne tendrait-il pas à confondre entièrement les idées abstraites et *archétypes*, avec les termes qui leur servent en effet de support unique dans la mémoire ? C'est ici que d'un côté, les signes prêtent aux idées une sorte de réalité *matérielle*, et que de l'autre, les idées, considérées comme des entités réelles, communiquent à leur tour un pouvoir magique à ces termes conventionnels, dont elles sont inséparables. C'est ici que l'individu pourra rappeler des mots, et croire recevoir des idées, comme par inspiration, opérer sur des signes à *vide*, et croire exprimer des vérités éternelles : c'est ainsi que l'on parviendra à oublier, à méconnaître l'origine commune des signes et des idées; que fondus ensemble et masqués l'un par l'autre, le *fantôme* et son terme paraîtront également infusés dans nos âmes, ou descendre tout formés du sein de la divinité.

Cette illusion ou ce préjugé qui nous entraîne à réaliser hors de nous tout ce qui se trouve revêtu d'un signe dans notre mémoire, tient à la fois à une habitude profonde de nos jugemens aux premières associations de notre langage, et à ces formes usuelles que nous ne cessons d'employer, et dont la familiarité même nous cache les motifs.

Nos premiers signes (utiles et réels) n'ont été d'abord que de simples dénominations attachées aux objets sensibles, ou directement représentables. Lorsqu'ensuite les progrès de nos facultés ont étendu les fonctions de ces signes, jusqu'à exprimer ce qu'on appelle *des vues de l'esprit*, fixer des résultats d'opérations, des notions abstraites ou complexes de tout genre, etc.; le premier pli était formé, l'imagination avait contracté l'habitude de vibrer en quelque

sorte

sorte sous la force pulsante des sons articulés; elle tendra donc encore à se les approprier. Longtems encore, et peut-être toujours, cette faculté mobile viendra altérer les *conceptions pures* de l'entendement, et répondra par quelque représentation plus ou moins vague, aux termes écrits ou parlés qui les *sensibilisent* à l'œil ou à l'ouïe. C'est ainsi que les signes des idées les plus archétypes, les noms des substances spirituelles, des puissances invisibles; vont toujours se rallier dans le cerveau des enfans, des ignorans (et quelquefois même des savans) à quelque modèle sensible, à quelqu'image plus ou moins matérielle; c'est ainsi encore, que nous attachons involontairement une physionomie, à la personne ou à l'objet inconnus, dont nous entendons prononcer les noms.

Mais, en vertu de la même habitude première, (ou si l'on veut, de notre manière naturelle de percevoir) nul objet ne peut se représenter avec quelque clarté ou quelque force à l'imagination, sans être mis ou supposé actuellement en relief hors du *moi*, qui le contemple dans quelque partie de l'espace ou du tems plus ou moins reculée, avancée, rétrécie, etc. De là, un premier motif suffisant pour fonder le jugement d'existence réelle, qui s'accréditera ensuite par la répétition des mêmes signes, comme nous allons le voir bientôt.

Que l'on détache, par exemple, de plusieurs objets individuels comparés entr'eux, un certain nombre de propriétés ou de qualités sensibles, pour en former le type commun d'une espèce, d'un genre, etc., le nouveau composé artificiel n'a plus aucun modèle réel, aucun *substratum* dans la nature : il n'a de soutien que dans le signe qui donne une prise à la pensée, et souvent un mobile à l'imagination. Dès que cette faculté s'empare du terme abstrait, elle le transforme de nouveau, le ramène au sensible, lui crée un autre *substratum*, qu'elle place hors du monde visible, dans ces régions des *essences*, *des formes substantielles*, etc., où les fantômes tiennent lieu de réalité... Les habitudes du langage, d'accord avec l'imagination qui les a fondées, donnent ensuite une grande consistance à tous les jugemens illusoires qu'elle a motivés.

Nos termes abstraits entrent dans les formes de nos langues de la même manière que les substantifs physiques. Sujets de la proposition, le *verbe* en affirme les mêmes attributs, les mêmes propriétés absolues, que des objets réels ; de plus, nos expressions presque toujours figurées, leurs donnent un corps pour les animer, nous les représentent agissans, se mouvant et sentant comme nous. Comment cette similitude, constante dans les formes, ne séduirait-elle pas le jugement ? comment les habitudes de la pensée ne se mouleraient-elles pas enfin sur celles de la parole ?

Combien de fois n'arrive-t-il pas que la formule déterminative de l'existence, d'abord appliquée à ce qui *est* comme à ce qui n'est point, à ce que nous percevons comme à ce que nous imaginons, aux produits réels de la nature comme aux créations les plus arbitraires de notre fantaisie, finit par entraîner nos jugemens dans le mécanisme aveugle des mots, et base la *foi* sur la répétition ancienne et fréquente des plus vaines formules ?... Ici est la source trop féconde d'une multitude de préjugés ; ici l'habitude donne aux signes de la *mémoire*, un pouvoir de la même nature, mais bien supérieur à celui qu'elle donnait aux signes de *l'imagination*, (voyez chap. 3, 1re sect.).

II. Hors des signes du langage, les habitudes du jugement et de l'imagination, doivent se conformer le plus souvent à celles que suit la nature dans la production des phénomènes. Il faut, sans doute, que les faits se soient accompagnés ou suivis un grand nombre de fois, et dans un ordre assez constant, pour que leurs images contractent entr'elles cette association étroite et fixe, qui détermine la *foi* pratique, tient lieu de tout raisonnement, de toute comparaison de chances, de tout calcul de probabilités.

L'intervention de la parole, imprime un tout autre caractère à ces associations; d'abord elle les accélère par l'effet direct qu'elle produit sur la pensée; (voyez chap. 1, 2me. sect.) elle les cimente en suppléant, par son exercice disponible, à la rareté des phénomènes, en forçant en quelque sorte, par ses répétitions volontaires, l'apparition fréquente de leurs images : enfin, elle donne un appui à l'énoncé du jugement;et la *copule*, qui unit deux faits contingens, leur communique en se répétant, le caractère d'existence fixe de liaison nécessaire. Alors le monde réel disparaît devant le monde imaginaire; l'individu croit bien plus à ce qu'il dit, entend et répète sans cesse, qu'à ce qu'il voit et palpe. Tout est sous la puissance du *verbe!*...

Distinguons bien ici les cas où la force de l'adhésion et l'opiniâtreté du jugement se fondent en même tems sur les habitudes de la parole et sur celles de l'imagination (qui en reçoivent plus de vivacité et de persistance), (voyez chap. 4, 1re sect. et 3, 2de sect.) de ceux où ces premières habitudes dominent seules, où une croyance mécanique repose uniquement sur la répétition fréquente assidue des mêmes termes vides de sens.

Qu'un menteur, par exemple, finisse par être dupe de ses propres fables; qu'un chef de secte, après avoir longtems professé l'erreur avec connaissance de cause, devienne à la fin illuminé tout de bon et de la meilleure foi du monde; ou bien encore que des bruits populaires, des nouvelles invraisemblables, des réputations sans fondement, etc. passent sans examen comme autant de points convenus, *d'articles de foi*, qu'il n'est plus permis de révoquer en doute, s'emparent comme par un pouvoir magique de l'esprit de tous, et y persistent uniquement parce que mille bouches les répètent ; que l'oreille s'est accoutumée à les entendre, et l'imagination à les adopter,... on reconnaît dans la plupart de ces exemples le fondement et le pouvoir d'une double habitude. Mais quelle sorte de racines peuvent avoir dans l'imagination ces formules, ces paroles bizarrement associées ensemble, qui, répétées dès l'enfance, et transformées en habitudes de la mémoire *mécanique* ou *sensitive*, deviennent l'objet d'une espèce de foi purement *verbale*, pour le soutien de laquelle on a vu des hommes se porter à tous les excès, et sacrifier jusqu'à leur vie ? Sur quoi fonder ce pouvoir de certains mots insignifians que des sectaires ont sans cesse à la bouche pour corroborer leur foi qu'ils proclament avec emphase, et lancent, avec confiance, à la tête de leurs ennemis, comme sûrs de les atterrer ?

Pour concevoir ces effets extraordinaires qui se rallient principalement aux habitudes du langage, rappelons d'abord ce qui a été précédemment observé (chap. 3 et au commencement de celui-ci) sur l'origine et la transformation de la plupart de nos termes abstraits ou archétypes ; c'est lorsque leur caractère conventionnel de *signes* est le plus oublié ou méconnu, qu'ils acquièrent souvent une puissance qui tient du prodige, comme ces puissans ambitieux qui s'arrogent, sous un titre vague, une autorité illimitée, qu'ils n'obtiendraient point sous un nom déterminé et déja connu.

Rappelons encore, (et ceci s'appliquera aux cas les plus ordinaires et à l'influence exclusive de l'habitude), ce qui a été dit (chap. 2) du mécanisme de la mémoire.

Qu'est-ce qu'un jugement énoncé avec des termes à *vide*, ou auxquels on n'attache aucun sens ? sinon un acte de la mémoire mécanique qui retrace ces termes avec l'assurance d'une ancienne habitude, dans le même ordre où ils se sont toujours suivis, dans cet ordre fixe, nécessaire, dont l'oreille et la voix ont si bien contracté la détermination, qu'on ne peut plus l'intervertir ni substituer un mot à un autre ; mettre par exemple le signe de la *négation*, au lieu de *l'affirmation*, sans tourmenter l'ouïe comme par une *dissonnance*, ou sans produire cette surprise désagréable que l'on éprouve lorsqu'un mouvement d'habitude qui avait déja reçu son impulsion, se trouve brusquement arrêté ?

Puisque dans le cas dont nous parlons, les termes sont vides de toute idée pour celui qui les emploie, peu importe qu'ils soient susceptibles d'une acception réelle, d'une valeur représentative quelconque, dans l'usage ordinaire ou philosophique, ou qu'ils en soient absolument dénués par leur nature; la forme du jugement sera dans les deux cas également mécanique; (c'est ainsi que nous caractériserons dorénavant l'espèce de jugement dont il s'agit).

Qu'un enfant, par exemple, *récite* son *catéchisme*, ou la table de Pythagore, sans aucun principe de numération, il jugera ou articulera que $9 \times 9 = 81$, (comme on lui a appris à articuler) que trois ne font qu'un; il jugerait de même que neuf fois neuf font un autre nombre quelconque, s'il avait répété cette dernière affirmation le même nombre de fois.

Observons pourtant que le jugement *mé-*

canique doit être distingué du simple rappel, ou de l'articulation matérielle des mots. Ce dernier acte devenu, pour ainsi dire, automatique par l'effet de l'habitude, semble étranger aux fonctions propres de l'intelligence ; mais le jugement suppose toujours une sorte d'adhésion accordée à l'*énoncé*. La pensée l'adopte, se repose sur lui, en excluant son contraire : or cette adhésion n'est pas seulement fondée sur l'acte présent et momentané du rappel ; mais encore sur le *souvenir* d'avoir répété constamment et toujours de la même manière dans toutes les circonstances, les mêmes termes, l'expression du même rapport.

Cela posé, on voit comment chaque répétition, se joignant à celles qui précèdent, entraîne le jugement avec cette somme de forces qui s'accroît à mesure qu'on avance. Lorsqu'on est loin de l'origine, on ne se souvient pas, on ne se demande pas, si l'on eut jamais un motif pour juger ou croire de cette manière ; mais on sait seulement qu'on a toujours cru, et on continue sans avoir la puissance ni la volonté d'examiner... Ainsi les rapports cumulés de nos souvenirs, déterminent la conviction de la même manière que plusieurs témoins concordants établissent un fait, quoiqu'ils ne le certifient souvent que sur la parole les uns des autres : dans les deux cas, on *compte* les suffrages qu'il faudrait *peser*.... Ainsi naît et se fortifie cette croyance d'habitude, foi aveugle! foi opiniâtre qui, à la honte de l'esprit humain, exerce une influence bien plus générale que l'autorité de la raison, et tout l'éclat de l'évidence!

On voit bien qu'un seul jugement mécanique une fois adopté, doit en appeler, en attirer bientôt une multitude d'autres ; qu'ainsi, la disposition à juger sans examen, à croire à des paroles et sur des paroles, se fortifiant sans cesse par la facilité, la commodité de son exercice, doit enfin devenir invincible. Puisque c'est la mémoire des mots qui fournit à l'aveugle crédulité ses alimens propres, nous pouvons encore mieux voir maintenant combien doit être funeste à la raison cette culture exclusive dont nous parlions (chap. 2).

III. Lorsque l'association des signes et des idées a été régulièrement faite d'après les conditions exposées; (chap. 1er et 4 de cette sect.) lorsque l'emploi du terme abstrait ou complexe quelconque, a été précédé des opérations réfléchies qui peuvent fixer son titre, circonscrire sa valeur; ce n'est jamais en vain que ces signes, ces sons frappent l'œil ou l'oreille; ils retentissent jusques dans les profondeurs de l'organe de la pensée, en font jaillir les images ou termes élémentaires, confiés au depôt de la mémoire représentative, qui, les restituant avec fidélité et pour ainsi dire en mêmes *espèces*, détermine des évaluations ou comparaisons nouvelles, et donne des motifs réels et solides à ces jugemens que j'appellerai *réfléchis*.

Mais ces comparaisons, ces jugemens, devront-ils toujours se fonder sur les mêmes opérations; cette évidence précieuse qui éclaira leur origine, peut-elle toujours les accompagner dans leurs répétitions? faudra t-il donc revenir à vérifier sans cesse des élémens déja connus et appréciés? Mais, comment marcher, courir dans ce vaste champ ouvert à notre perfectibilité, s'il fallait toujours regarder en arrière et retourner sur ses pas?

Qu'est-ce qui suppléera donc à ces opérations régulières, à ces premiers motifs du jugement, quand l'habitude les aura fait disparaître ? Qu'est-ce qui pourra tenir lieu de l'intuition passée de la vérité, quand d'autres besoins pressans auront éloigné de la source, et ne permettront pas d'y remonter ?

Dans la répétition du *jugement mécanique*, le souvenir d'avoir toujours cru sans aucune preuve, tient lieu d'évidence; dans la répétition du jugement *réfléchi*, le souvenir d'avoir une fois perçu cette évidence, en remplace le sentiment immédiat; et l'individu qui juge sur l'étiquette, croit encore sans examiner, parce qu'il se rappelle d'avoir déja examiné, apprécié, connu, et que cette première autorité suffit à sa conviction. Ici donc, comme dans l'autre cas, la croyance se fonde sur le rapport d'une suite de *témoins ;* mais le premier affirme ce qu'il a vu, il est digne de foi; du reste, il n'y a que l'origine de changée, et la confiance s'accroît toujours en raison du nombre des témoignages. Il n'est peut-être pas de philosophe qui ne croie plus fermement l'ancienne vérité, qu'il a souvent répétée, (quoique sans démonstration actuelle), que dans l'instant même où il venait de se la démontrer : il entre donc toujours un peu de mécanisme dans ces jugemens, et l'habitude ne saurait perdre tout-à-fait ses droits.

Mais nos jugemens réfléchis ne s'affermissent pas seulement en se répétant; on voit de plus, par ce qui vient d'être dit, qu'ils changent de nature en changeant de motifs. Si la perception de l'évidence constituait le *jugement réfléchi*, l'habitude qui substitue les souvenirs à la perception, le transformera en jugement de *réminiscence*.

Cette transformation me paraît être soumise à deux modes d'influence de l'habitude que nous avons déja reconnus dans d'autres classes de phénomènes.

1°. La possession non contestée emmène à sa suite : l'indifférence quel que soit le but auquel nous tendions, l'activité est toute entière dans la poursuite; elle languit et s'éteint dans la jouissance. Cela est vrai (1)

(1) Nous faisons abstraction ici de la variété des moyens et de la nature des objets ou du but, qui donnent une constance particulière à nos jouissances intellectuelles.

dans le monde intellectuel et moral, comme dans le monde sensuel et physique.

L'acquisition de cette vérité qui a excité de si vifs transports, coûté tant de soins et de travaux, va bientôt n'attirer que l'attention la plus superficielle ; elle était *but* et deviendra *moyen*, *instrument*; elle était sur l'autel, et ne servira plus que de marche-pied ; les termes qui l'expriment, au lieu d'exciter cette action énergique qui tenait à leur *étrangeté*, glisseront au regard de la pensée, comme ces objets familiers, sur lesquels l'œil distrait ne daigne plus s'arrêter ; à peine détermineront-ils ce léger jugement de réminiscence, (voyez la fin du chap. 3 de la 1re sect.) qui précipite la course, au lieu de la suspendre.

2°. La confiance que nous accordons à ce que nous avons souvent répété comme à ce qui s'est toujours reproduit à nos yeux de la même manière, nous fait considérer comme absolument inutile, tout examen nouveau, et repose notre consentement pratique sur une bâse tout-à-fait étrangère à la réflexion. L'habitude modifie encore ici les jugemens qui ne sortent pas de l'enceinte de nos idées, comme ceux que nous portions sur les faits du monde extérieur.

Nous attendons avec une parfaite sécurité, les phénomènes qui se sont constamment succédés; les qualités trouvées plusieurs fois dans un corps, sont censées y résider toujours. Nous employons l'instrument qui nous a servi à produire certains effets, avec la certitude d'en tirer toujours le même parti, etc. Qu'est-il besoin de calculer les chances contraires, de faire de nouvelles expériences, d'examiner encore avant d'agir ?

De même ces termes où nous avons reconnu tels élémens, tels rapports, par une première analyse, bien ou mal faite, n'ont-ils pas conservé invariablement la même valeur comme les mêmes formes extérieures? (1) pourquoi perdre le tems à des vérifi-

(1) Ces formes, ces caractères matériels des signes écrits ou parlés, sont des impressions associées, par simultanéité, à un faisceau d'idées ou de termes, et remplissent les fonctions de ces signes d'habitudes, dont nous parlions (Chap. III, de la première sect. ;) le jeu ou le mécanisme est absolument le même dans les deux cas.

cations inutiles qui ne pourraient nous apprendre que ce que nous savons déja ? Il est bien plus simple de s'en rapporter au témoignage de nos souvenirs.

Nous discuterons dans le chapitre suivant, les résultats de cette précipitation, de cette confiance d'habitude ; distinguons ici généralement les cas où elle peut être fondée, de ceux où elle offre plusieurs sortes de dangers.

Lorsque les termes sont susceptibles d'une exacte et facile détermination, que l'homogénéité de leurs élémens a permis d'établir entr'eux une analogie plus ou moins parfaite, que les séries, les opérations où ils entrent, portent en elles-mêmes leurs moyens de vérifications ; lorsqu'enfin il ne s'agit que de déterminer les rapports de nos signes entr'eux ou avec nos idées, sans aucune application à ce qui existe hors de nous : l'immutabilité de ces rapports, la valeur réelle et constante de ces termes, régulièrement instituées, peuvent nous dispenser de rentrer dans les détails de leur première formation, et donne le plus souvent à la simple réminiscence, une autorité aussi légitime qu'à la perception immédiate.

C'est

C'est alors que nos premiers jugemens prennent un caractère de fixité, de nécessité absolue, qui détermine leur extension à une multitude de cas particuliers, sans qu'il soit nécessaire de scruter sans cesse dans leur fondement originaire. Alors, les opérations qui les motivent sont souvent entraînées sans danger, par un mécanisme rapide, aussi sûr que l'instinct, et les habitudes secondées par une précieuse analogie, peuvent elles-mêmes devenir moyens, instrumens de la science.

Mais, dans la plupart des cas, et dans presque toutes les classes d'idées, hors celle des modes simples (voyez chap. 4) la diversité, la complexité des élémens, qui se réunissent sous des termes individuels ; le vague et l'indétermination, dont la nature de leur objet les rend susceptibles, commandent toujours la méfiance, exigent une attention d'autant plus soutenue, des évaluations d'autant plus fréquentes, qu'il y a plus de chances pour l'erreur cachée, dans la première institution des signes, plus de dangers d'inconstance dans leur emploi successivement répété. Or, l'habitude qui exclut cette attention, pour lui substituer souvent un aveugle mécanisme, pourra nous égarer de plusieurs manières.

Si nous avions pris d'abord un rapport vague, une fausse lueur, pour l'évidence même, le souvenir qui tient lieu dorénavant de toute autre preuve, reproduisant la même illusion, lui donnera plus de consistance, et nous enlevera par suite, tout moyen de la reconnaître, de la dissiper. Le premier jugement réfléchi a-t-il été fondé sur une évidence réelle? les termes qui l'expriment peuvent avoir changé de valeur; en se répétant, peut-être ont-ils perdu quelqu'un de leurs anciens élémens, ou en ont-ils admis de nouveaux. Alors, d'un côté, l'habitude fait supposer l'immutabilité des rapports perçus en premier lieu, de l'autre, un jugement contradictoire s'établit sur des rapports différens, exprimés cependant par les mêmes termes. Le *pour* et le *contre*, opposés l'un à l'autre avec des forces égales, se neutralisent; et le scepticisme triomphe.

La conversion trop prompte de nos jugemens réfléchis, en réminiscence, est donc bien plus souvent nuisible qu'avantageuse à nos progrès, (comme nous le verrons encore mieux dans le chapitre suivant). Que craignons-nous de ramener souvent à un nouvel examen nos motifs de croyance? nous les consoliderons, s'ils sont fondés; nous les redresserons, s'ils appuient à faux; nous sauverons dans tous les cas l'indépendance de nos jugemens, en les arrachant à une pente trop rapide, qui tend toujours à les entraîner; et l'habitude opiniâtre ne nous forcera pas à mal juger toute la vie, parce que nous jugeâmes mal une première fois.

CHAPITRE VI.

CONTINUATION DU PRÉCÉDENT.

De la répétition des mêmes suites de jugemens ; influence de l'habitude sur les opérations et les méthodes du raisonnement. Conclusion de l'ouvrage.

I. On ne peut raisonner, comme calculer qu'avec le secours des signes conventionnels ; cette vérité a été mise dans un trop grand jour par *Condillac*, et les philosophes qui l'ont suivi, pour avoir besoin de nouvelles preuves. Rappeler les signes dans leur ordre, et avec la *valeur précise* qui leur a été auparavant assignée, voilà donc en quoi consiste toute *opération* du raisonnement; *opérer*, c'est *agir* ; agir, c'est *mouvoir* ; or, l'individu meut quand il *rappelle*, et il ne rappelle qu'en mouvant.

Le jugement n'est pas l'opération même,

il en diffère, comme la direction de l'organe diffère de la perception, l'effort de son produit ; mais l'individu, méconnaissant sa propre action, devenue extrêmement rapide et facile, la confond sans cesse avec son résultat : telle est la loi de l'habitude ; la langue des métaphysiciens en est elle-même une preuve parlante.

Ce qui est vrai d'un seul jugement, l'est aussi d'une suite quelconque de jugemens liés entr'eux. Il n'y a jamais que la faculté active du rappel, ou la mémoire, qui soit vraiment en exercice. Elle seule dirige tous nos raisonnemens, suivant ses habitudes ; et cela justifie l'importance que nous avons attachée à bien connaître ces différentes habitudes, puisque de là dépend presque tout ce qui nous reste à dire.

Dans le rappel des séries ordonnées de termes ou d'idées, nous n'avons guères considéré jusqu'ici les effets de la répétition, que dans les modes de succession, les degrés de facilité et de promptitude, la circonscription nette ou confuse de ces termes, pris individuellement dans la chaîne dont ils font partie : appliquons maintenant ces premiers résultats au rapprochement des mêmes termes, à leurs comparaisons, à la perception de leurs rapports, à la *sommation* de leurs séries.

1°. Dans l'exécution de tout mouvement volontaire, il est un degré modéré d'effort, qui rend l'action précise et facile, sans la voiler à la conscience, et un degré supérieur, qui, cachant à l'individu la part qu'il y prend, tend à la convertir en automatisme. Il en est de même du rappel des suites des signes, une certaine vîtesse dans la succession, un certain effort, facilitent les rapprochemens et la perception des rapports, donnent à la pensée l'activité nécessaire ; mais, au delà d'un certain terme, tout s'obscurcit et se confond, les opérations comme les jugemens, ou les suites de jugemens qui en résultent.

Lorsque nous exécutons une opération, ou que nous voulons suivre un raisonnement pour la première fois, notre mémoire mal assurée ne s'exerce d'abord qu'avec peine et lenteur; préoccupée en même tems du rappel des signes de l'ordre à observer entre eux, et de leur valeur intrinsèque, elle se trouble et s'égare dans ce simple travail : (1) comme la force motrice se déploie trop sur chaque terme, il ne lui reste pas assez d'énergie pour les saisir ensemble et les développer dans une action commune ; ou bien ces termes, étant séparés par de trop grands intervalles, l'un est déja loin de la pensée, lorsque l'autre l'occupe et la remplit. Dans ces deux cas, il peut bien y avoir des termes isolément distincts, mais point de rapports perçus, point de suite de jugemens liés entr'eux, point de déductions.

En répétant plusieurs fois la même opération, le jeu de la mémoire s'affermit et s'accélère ; le simple rappel des signes n'est plus un travail ; ils se rapprochent, se présentent d'eux-mêmes en quelque sorte sous leurs faces homologues, leur intervalle se

---

(1) Tout ceci s'applique de même à la manière dont nous apprenons à parler, à lire, à écrire ; c'est toujours le même instrument, la même force en action ; l'habitude la développe, la modifie de la même manière, dans tous les systêmes possibles d'opérations, de mouvemens les plus simples comme les plus composés.

comble : ils sont déja dans ce point de vue, dans ce juste degré de proximité, qui permettent de les comparer, de les encadrer dans le même tableau : bientôt ils vont se *pénétrer*, rentrer les uns dans les autres ; ce ne sera plus une série ou un ensemble de termes distincts, mais un seul tout, une masse concrète, dont les élémens étroitement aggrégés, seront peut-être ensuite réfractaires à nos moyens d'analyse.

C'est ainsi que, dans le raisonnement le plus composé, et d'abord le plus laborieux, après une répétition fréquente, le *principe* et la *conclusion* semblent se toucher et tenir immédiatement l'un à l'autre, tant la chaîne intermédiaire est devenue mobile, tant sont grandes la promptitude, la facilité dont elle est parcourue ! Ainsi, fort de ses habitudes, heureusement *persistantes*, le génie parcourt, avec la rapidité de l'aigle, les plus longues suites de propositions, rapproche des masses d'idées, les cumule, et, nouveau géant, escalade les cieux... Ne nous exagérons pas trop pourtant cette force du génie ; sans doute il embrasse une multitude d'objets d'un seul regard, mais il en suppose, peut-être, encore plus qu'il n'en voit; il compte sur les nombreux rapports de ses souvenirs; ce sont autant de témoins dont il a éprouvé plusieurs fois la fidélité, et qui le dispensent de nouveaux examens.

En réunissant ce qui précède, avec ce qui a été dit sur le même sujet, dans le dernier chapitre, nous voyons comment l'habitude modifie et transforme les suites de jugemens réfléchis, tantôt en accélérant et facilitant les opérations qui les précédent et les motivent au point de les rendre insensibles, et d'en confondre plusieurs dans une seule; tantôt en annullant tout-à-fait ces opérations, et n'en laissant subsister le résultat que comme simple *réminiscence*. Ces deux effets, qui concourent sans cesse à accroître la promptitude et la légèreté du raisonnement, nous expliquent encore pourquoi nous sommes si souvent aveuglés sur sa nature et ses formes, sur la réalité et la nécessité des opérations qui le régularisent.

2°. Lorsqu'un raisonnement nous est devenu très-familier par une fréquente répétition, nous négligeons les opérations qui l'ont motivé dans l'origine; et, à force de les négliger ou de les traverser rapidement, nous finissons par les oublier, les méconnaître, ou les considérer comme absolument inutiles. C'est là ce qui autorise tant d'*éllipsès* dans les formes du raisonnement, comme dans celles du discours usuel et familier.

Qu'importe en effet de s'appesantir sur une longue série de termes, lorsqu'on est accoutumé à s'entendre dès le premier mot; l'impatience d'arriver à une conclusion attendue ou prévue à l'avance, et vers laquelle on peut s'élancer d'un seul bond, peut-elle souffrir tous ces détours, tout cet échafaudage d'intermédiaires? on les supprimera donc d'abord à dessein, puis involontairement, et les *prémisses* iront se fondre dans la conséquence, de même que plusieurs mots se sont réunis en un seul par un long usage. Mais n'est-il pas dangereux que ces omissions consacrées par l'habitude, n'introduisent dans les fondemens de la logique les mêmes abus, les mêmes obscurités, le même oubli des principes qu'elles ont souvent occasionné dans les formes et les racines de nos langues? Comment atteindre ensuite ce qui s'éloigne de la portée de notre perception immédiate, après avoir brisé les échelons qui pouvaient sûrement y conduire, trouver des évaluations bien précises, quand on a perdu la mesure commune ? Comment dévoiler le sophisme, le paradoxe qui se cachent en se resserrant, montrer le vide de ces graves maximes, qui semblent dire beaucoup en peu de mots, et qu'il ne faudrait le plus souvent que développer, traduire en formes exactes, pour en connaître le vague ou l'insignifiance ? etc.

3°. S'il n'y avait pas de termes complexes, il n'y aurait point de raisonnement utile, de déduction réelle. Toute la difficulté de ces opérations consiste toujours à revenir de l'expression composée à ses élémens, comme d'une équation à ses racines, d'une fonction quelconque à ses dérivées (ou réciproquement, etc.) Cette difficulté disparaîtrait, si l'on savait, ou si l'on pouvait dans tous les cas, observer et noter également ce qui s'est passé dans la combinaison régulière des premiers élémens. (1) Or, la

(1) Le calcul des permutations, et l'heureuse idée qu'eut *Harriot* de considérer toute équation comme

préoccupation nous empêche d'abord de faire toutes ces remarques, et l'habitude y apporte ensuite un obstacle invincible, par la promptitude et le mécanisme qu'elle introduit dans les opérations. (Voyez l'article premier.)

Que sera-ce donc, si nous avons reçu ces termes complexes tout formés, s'ils nous sont devenus extrêmement familiers par une longue répétition, si nous les avons considérés et toujours employés en *masse*, pour ainsi dire, sans songer à descendre dans les détails de leur composition, peut-être même sans la soupçonner? Comment alors ce terme, qui est articulé en un instant, ne paraîtrait-il pas simple à la pensée; comme il est *un* pour la voix et l'ouïe? Comment pourrait-il jamais devenir le sujet

---

le produit d'un nombre de facteurs égal au plus haut exposant de l'inconnue, ont donné, comme on sait des aîles, à l'algèbre. Une fois qu'on connaît en effet tous les modes de combinaisons, d'où peut résulter une idée complexe, il n'y a plus de difficulté au sujet de cette idée; mais, tant qu'on ignore quelqu'un de ces modes, il y a des découvertes à faire, des obstacles à surmonter.

d'une *analyse ?* Et c'est-là, en effet, ce qui rend l'usage de cette méthode si laborieux, si dégoûtant pour la plupart des hommes ; pour y recourir, il faudrait qu'ils commençassent par se méfier de leurs habitudes : et combien cette méfiance est peu commune !

Lors même que le terme complexe a été régulièrement formé, la pensée s'est attachée sans doute à un certain ordre fixe de combinaison ; la mémoire s'y est assujettie ensuite par des répétitions fréquentes, et a contracté l'habitude de retracer toujours dans le même ordre les élémens combinés : en vertu de cette habitude, il n'y aura plus dorénavant que cette seule méthode de composition ou de résolution, qui paraisse praticable. Parmi toutes les autres combinaisons possibles des élémens deux à deux, trois à trois, etc., on ne saura plus voir que celle que l'on est accoumé à suivre. Ainsi, avec une connaissance assez complète des élémens qui composent une idée ou un terme, on peut être réellement très-éloigné d'en apprécier toute la fécondité, de même que le possesseur d'un champ fertile et étendu, en méconnaît les richesses, lorsqu'une routine aveugle dans le mode d'exploitation, l'empêche d'en tirer parti.

Combien de fois ne peut-il pas arriver qu'avec toutes les données pour résoudre une question, on manque le but, parce que la véritable route qui pouvait y conduire, se trouve différente de celle que l'habitude indique comme la seule bonne, et où une sorte de routine aveugle entraîne opiniâtrement?

Celui, par exemple, qui aurait toujours considéré le nombre 9 comme résultant de la combinaison 5 et 4, pourrait ignorer qu'on y parvient également par celle de 6 et 3, et rejetter ces derniers nombres, comme n'étant pas propres à former celui qu'il veut obtenir, etc. (1) il est donc encore dangereux

---

(1) Voilà pourquoi un grand maître recommande expressément d'accoutumer ceux qui commencent le calcul, à former d'abord chaque nombre simple, par toutes les combinaisons dont il est susceptible; (Voyez l'excellent petit ouvrage du grand *Condorcet*, intitulé : *Moyens d'apprendre à compter sûrement et avec facilité.*) Heureux si nous pouvions suivre cette

de s'asservir, dans la composition des termes ou des idées, à un ordre trop uniforme; car, une fois qu'il serait transformé en habitude, en mécanisme, il deviendrait absolument exclusif, nous tiendrait renfermés dans la sphère étroite des mêmes opérations, et bornerait là tout progrès ultérieur. Nous sommes si enclins à mesurer les possibles sur l'échelle de nos habitudes, et à croire qu'il n'y a rien au delà de notre système familier !

Nous apercevons encore mieux ici combien peut être funeste à nos progrès, cette prompte conversion de nos jugemens réfléchis en réminiscence simple; cette confiance absolue dans nos souveni,rscette indifférence pour d'anciens principes, que nous tenons pour assurés et parfaitement connus, parce qu'ils ont été fréquemment répétés. Ce que nous pouvons connaître, comme l'a dit *Condillac*, est renfermé dans ce que nous

---

méthode dans tout système d'idées ! Ce serait un excellent moyen de dérouter le mécanisme de l'habitude et d'exploiter véritablement le champ de nos connaissances dans toute son étendue.

savons déja : c'est donc là qu'il faut le chercher. Mais, d'après tout ce que nous venons de remarquer sur les effets de l'habitude, on voit bien que c'est elle qui met les plus grands obstacles à cette recherche. Indifférence pour les idées acquises, légèreté, promptitude extrême, en les parcourant ou les traversant; aveuglement sur leur complexité ou sur les variétés des combinaisons dont leurs élémens sont susceptibles; asservissement absolu aux mêmes routines... Est-ce ainsi que nous pourrons puiser de nouvelles connaissances dans celles que nous avons, y prendre des points d'appui pour nous élever plus haut?..

4°. Si le mécanisme dans lequel dégénèrent incessamment toutes nos opérations répétées, n'en obscursissait pas l'origine, la nature et le nombre; si la familiarité des termes ne se confondait pas illusoirement avec une connaissance exacte, infaillible; si l'indépendance du jugement pouvait se concilier avec la facilité et la promptitude qui l'entraînent : sans doute l'influence de l'habitude sur tous nos progrès serait assurée, pure et sans mélange. Mais pourquoi faut-il que ce

qui

qui se gagne en vîtesse, en surface, se trouve si souvent perdu en force et en profondeur? Pourquoi, après avoir rattaché des aîles à la pensée, l'habitude ne lui permet-elle pas de se diriger elle-même dans son vol, au lieu de la retenir opiniâtrement fixée dans la même direction?

Tel est en effet le résultat le plus funeste d'une répétition longue et trop exclusive des mêmes opérations, des mêmes procédés quelconques : la pensée ne peut plus changer son allure habituelle, et résiste à tout ce qui pourrait l'en écarter; comme le pendule ne s'écarte point de l'arc déterminé auquel la pesanteur le ramène.

C'est par une telle chaîne que l'habitude retient un si grand nombre d'individus servilement attachés aux pratiques, aux maximes, aux méthodes dont ils se sont fait des routines; c'est elle qui, joignant sa force d'inertie à l'activité de l'intérêt et de l'amour-propre, excita tant de préventions contre les découvertes les plus utiles, en retarda si souvent les heureux effets, suscita les haînes, les persécutions contre ces génies, honneur de leur espèce, qui, forçant la barrière des vieux préjugés, sûrent établir des principes nouveaux sur de nouveaux faits, ou démêler dans les principes et les faits anciens, que l'on croyait bien connaître, une foule d'aspects différens, qui en étendirent la fécondité. C'est l'habitude qui, après avoir fondé les principes abstraits sur la répétition mécanique des mêmes formules, les met ensuite hors de toute discussion, crie sans cesse qu'il faut bien se garder de les soumettre à un nouvel examen, consacre ainsi toutes les conséquences erronnées des faux principes, ou resserre dans des bornes étroites les applications de ceux qui peuvent être vrais et utiles en eux-mêmes.

C'est l'habitude qui, accréditant par un long usage tant de méthodes vicieuses de classifications, fit si souvent mesurer la nature sur une échelle imaginaire; et après que de fausses observations avaient fixé l'erreur dans la nomenclature ou la langue d'une science, c'est encore l'habitude qui perpétuait l'erreur par la répétition du langage.

C'est elle enfin qui, s'emparant des produits de l'imagination, de ces idées vraiment *archétypes* auxquelles des esprits systématiques contraignent les faits à venir se plier, donne souvent à de vaines hypothèses, une consistance, un ascendant que toute l'évidence de la réalité, les témoignages les plus authentiques des sens et de la raison, ne sauraient balancer (1).

---

(1) Plus il y a d'idées enchaînées par l'habitude dans un ordre systématique, plus elles tendent à se prêter un appui réciproque : c'est comme un vieux édifice, qui résiste, par sa masse et par un ciment endurci, aux coups répétés que lui porte la raison éclairée, perfectionnée par le tems et la continuité même de son exercice.

Plus les idées, qui servent de fondement à un système, sont *sensibles*, plus l'habitude s'unissant à l'imagination, leur communique de force et de persistance; sous ce dernier rapport, l'habitude devait soutenir longtems le système de *Ptolomée* contre celui de *Copernic* : les tourbillons de *Descartes* contre la théorie newtonienne, la doctrine du phlogistique contre la théorie pneumatique. Il faut faire presque autant de violence aux habitudes de l'imagination, pour se convaincre que le principe combustible est extérieur au corps qui brûle, que pour

5°. Autant l'habitude communique d'inertie à la pensée pour tout ce qui s'écarte de sa direction, autant elle lui donne d'activité pour saisir et s'approprier tout ce qui s'en rapproche. On dirait que le moyen d'idées formé et incrusté, pour ainsi dire, dans l'organe central, attire, par une sorte d'affinité, tout ce qui soutient avec lui quelques rapports d'analogie, comme il exerce une force répulsive sur ce qui lui est hétérogène.

Rappelons ici ce que nous avons déja observé (chap. 2 de cette section). Le passage d'une suite d'idées, de termes, ou en général de mouvemens, à une suite nouvelle et différente, ne peut être facilité que par l'analogie ou l'identité partielle qui règne entre les termes élémentaires des deux séries. L'individu alors, opérant ou mouvant en partie comme il vient d'opérer, n'a pas à déployer des efforts tout nouveaux, et trouve le repos dans l'uniformité.

La mémoire retiendra et apprendra donc

---

admettre l'immobilité de ces astres que l'on voit tourner sur sa tête.

à retracer, avec d'autant plus de facilité, les élémens d'une idée complexe donnée, que cette idée sera plus analogue, ou qu'elle contiendra un plus grand nombre d'élémens identiques, au système d'idées le plus familier ; par la même raison, les rapports de la nouvelle idée seront déterminés avec plus de promptitude et de précision ; car, autant il se présentera, dans sa résolution, de termes identiques à ceux qui sont déja connus et antérieurement vérifiés, autant de jugemens de *réminiscence* qui, s'intercalant entre les jugemens *réfléchis*, reposeront l'attention et entraîneront avec la rapidité des habitudes acquises, vers le dernier résultat ou la conclusion finale.

C'est ce qui arrive, surtout dans les opérations que nous exécutons sur les idées complexes de modes simples : comme dans ce cas tous les élémens sont homogènes, on est conduit aisément d'une combinaison à une autre, par la grande chaîne de l'identité : veut-on décomposer ou comparer entr'elles des idées d'un ordre supérieur ? on ne manque pas d'arriver bientôt à des termes déja évalués auxquels on s'arrête, ou que l'on emploie comme connus, dans la suite de l'opération qui peut acquérir ainsi une promptitude indéfinie.

C'est donc par l'analogie et par elle seule, que la sphère de nos habitudes s'étend, et embrasse successivement différens systêmes d'idées; c'est l'analogie qui rend si douce la pente qui mène du connu à l'inconnu, de ce qui est familier à ce qui est nouveau, que la pensée y glisse pour ainsi dire sans s'en apercevoir : on apprend et on croit ne faire que se ressouvenir; on est dans un monde nouveau, et il semble qu'on ne soit pas sorti de l'enceinte de ses habitudes. C'est ainsi que les bons maîtres, imitant la sage nature, nous conduisent, par degrés, de l'ombre à la lumière, et accoutument insensiblement nos faibles yeux à fixer la vérité. C'est ainsi que Socrate, *accouchant les esprits*, crut à la préexistence de ce germe intellectuel que la puissance de son art faisait éclore.

Mais, indépendamment de cette analogie ou identité partielle qui unit, par des habitudes communes, les différens systêmes d'idées, et prépare le passage facile de l'une à l'autre, n'y aurait-il pas encore une autre sorte d'analogie ou de ressemblance dans l'ordre, l'arrangement de ces idées ou de leurs termes, qui, se reproduisant d'une manière uniforme dans l'expression de tous nos jugemens ou raisonnemens quelconques, nous fît une habitude générale de l'art de raisonner, comme de celui de calculer? N'y a-t-il pas des *méthodes*, des instrumens, dont nous pouvons acquérir l'usage par un exercice répété, et qui nous servent ensuite comme de léviers propres à soulever, pour ainsi dire, toute espèce de masses, à rapprocher de notre entendement, et à lui approprier toute sorte de matériaux ? En quoi consistent ces méthodes ? Quels sont les cas où elles peuvent nous guider dans la bonne route, ou nous entraîner dans de fausses directions ? faire naître et fortifier les bonnes habitudes intellectuelles, ou en produire et alimenter de mauvaises ? Tels sont les objets importans que j'aurais voulu examiner avec quelques détails, et que mes forces ne me permettent plus que d'effleurer dans ce dernier article.

II. Dans tout raisonnement, toute déduction régulière, la mémoire remplit deux fonctions essentielles, mais très-distinctes, comme nous l'avons observé déja; savoir : de rappeler ou de représenter, avec chaque signe, le faisceau d'idées, ou du moins les idées principales qu'il exprime; en second lieu, de rappeler les séries des signes dans un ordre déterminé.

L'une de ces fonctions peut s'exercer sans l'autre, comme il arrive en effet trop souvent : les signes peuvent être rappelés dans leur ordre très-régulièrement, sans être liés à aucune idée : dans ce cas, la mémoire et le jugement sont *mécaniques*. Au contraire, la mémoire est *représentative*, et les jugemens sont *réfléchis*, lorsque les termes sont rappelés avec leur valeur, quoiqu'ils puissent ne pas être régulièrement enchaînés entr'eux.

L'ordre ou l'arrangement des termes constitue la *forme* du raisonnement; la représentation des idées, liées aux signes, en est l'essence ou le *fonds*.

Comme on peut adapter diverses paroles à un même air, plusieurs tableaux au même cadre, une foule de mots vides ou significatifs au même ordre grammatical; le *fonds* du raisonnement peut varier d'une infinité de manières, en conservant toujours une même *forme* convenue.

Or, ce qui demeure toujours le même au sein des variations, ne peut manquer d'être considéré comme *substantiel*; et cela nous explique l'importance excessive, attachée à la forme du raisonnement, qui presque toujours finit par l'emporter sur le *fonds* (1).

(1) Ce fut, sans doute, un effort du génie, que de saisir et de noter à part les diverses formes du raisonnement; mais, comme *Aristote* n'avait point distingué les *signes* des *idées*; ses successeurs, ou les scholastiques qui abusèrent de sa doctrine, confondirent entièrement la *forme* et le *fonds*. Les *cathégories* ou formes syllogistiques apprises d'abord pour elles-mêmes, et considérées indépendamment de toute application, acquirent une importance excessive; c'étaient comme autant de cases vides, qui devaient être régulièrement remplies par un certain nombre de mots, dont on ne songeait point à déterminer la signification; on voit qu'elles sortes d'habitudes devaient résulter de l'usage continuel de cette prétendue logique.

De même encore que le *rhytme* qui se reproduit constamment dans chaque vers, est retenu avant les paroles, la forme du raisonnement peut aussi devenir d'abord une habitude de la mémoire, et s'y fixer, pour ainsi dire, comme une pierre d'attente à laquelle le *fonds* viendra se joindre ensuite, quand il pourra......

Mais tous les termes qui sont dans la mémoire, séparément des idées, appartiennent au mécanisme de cette faculté, nous pouvons donc dire que la forme du raisonnement, et toutes les opérations habituelles dont elle est l'objet exclusif, constituent la partie vraiment *mécanique* du raisonnement; tandis que le *fonds*, supposant toujours quelque retour sur la valeur intrinsèque des signes (et une évaluation que l'habitude rend plus ou moins rapide, mais qui ne peut jamais être considérée comme mécanique) en est la partie essentiellement *réfléchie*.

Cela posé, si dès que nous avons une fois lié nos idées aux signes, nous pouvions être dispensés de tout retour sur la valeur de ces derniers : si toujours précis et distincts entr'eux, ils conservaient et représentaient fidellement à l'œil ou à l'oreille, les différences, comme les analogies qui pourraient exister entre les idées; enfin, si ces idées étaient toutes d'une même espèce, et circonscrites par leur nature, comme dans leurs signes.... alors la forme et le fonds du raisonnement pourraient se confondre; le rappel des termes dans un ordre donné et constant, devenu bientôt une habitude, tiendrait lieu de la représentation des idées, ou la dirigerait avec assurance et facilité; on pourrait se laisser aller sans crainte au mécanisme de la mémoire qui conduirait infailliblement vers le but; et il y aurait ainsi une *habitude générale de raisonner*, comme il y en a une de calculer, en suivant des méthodes certaines et des opérations vraiment *mécaniques*; mais la méthode peut-elle être la même, lorsqu'il existe une différence essentielle dans les sujets?

Les signes de la quantité ont, par la nature même de leur objet, une capacité représentative, indéterminée; ce sont les *signes* par excellence. Nous appliquons également les termes numériques à tout ce que nous pouvons concevoir comme distinct ou séparé ; aussi ces termes passent-ils très-promptement du concret à l'abstrait, comme les nombres abstraits se convertissent, se transforment eux-mêmes dans les signes encore plus généraux de l'algèbre, qui indique seulement les rapports de quantités que l'arithmétique doit évaluer, ou que la géométrie doit construire.

Cet état d'indétermination et de *mobilité* des signes, permet de les étudier en eux-mêmes, sans les appliquer actuellement à rien de ce qui existe. On parcourt toutes les combinaisons, les transformations et les divers modes d'arrangement dont ils sont susceptibles, on en dresse des tables; on les représente dans des formules symétriques que la mémoire apprend à retracer avec promptitude. Passe-t-on ensuite aux applications ? il ne s'agit plus que de rattacher aux objets réels, ces *étiquettes* familières ; et comme on n'examine encore dans les objets que la seule espèce de rapports exprimés et déterminés d'avance par les signes, ce sera toujours sur ces derniers, et non point réellement sur les *idées* que l'on aura à opérer : donc, en vertu des habitudes acquises par la pratique isolée de la méthode, les opérations du raisonnement seront et demeureront mécaniques jusques à la fin, puisqu'il ne s'agira jamais que de l'ordre de succession des termes de leurs transformations etc., et non de leur valeur intrinsèque.

Nous n'avons et ne pouvons point avoir, dans nos langues usuelles, de signes *mobiles* (1) ; chaque terme représente ou doit

---

(1) C'est là ce qui fait qu'il n'y a point de procédés vraiment analytiques (tels que ceux de l'algèbre) applicables à d'autres questions que celles qui roulent sur des idées de quantité ; nous ne pouvons introduire des termes *inconnus* dans nos raisonnemens, et rien n'y remplace les *X* des mathématiciens. Dans l'analyse algébrique. on cherche à déterminer la valeur inconnue d'une idée , par les rapports qu'elle a avec d'autres idées connues ; ces rapports (de grandeur seulement) sont indépendans de la valeur intrinsèque de l'idée qu'il s'agit de déterminer ; on peut donc faire entrer cette inconnue dans leur expression , et dès-lors on *suppose que la question est résolue*, ou que toutes les conditions proposées ont

représenter une idée fixe et déterminée, ne peut devenir, hors d'elle, le sujet d'au-

---

lieu, et les opérations subséquentes n'ont pour objet que de vérifier cette première supposition. Mais, que serait pour nous une idée *mixte* quelconque dont nous ne connaîtrions aucune propriété ? comment l'exprimer par un signe, la faire entrer dans un raisonnement, fonder sur elle quelque déduction ? les divers rapports de cette idée ne dépendent-ils pas de sa nature? pouvons-nous aller les chercher hors d'elle? ne faut-il pas du moins connaître, avant tout, quelques-uns des caractères ou des élémens qui la constituent? On ne peut donc jamais, dans des cas semblables, *supposer la question résolue.* Or, c'est précisément ce qui fait l'essence de l'analyse algébrique. Si nous ne pouvons jamais *commencer* à déterminer nos idées par leurs rapports avec d'autres, nous n'avons donc pour les former que la méthode de composition; et c'est celle que nous sommes presque toujours réduits à employer dans la détermination de nos idées individuelles, comme dans la marche de nos raisonnemens développés. La science idéologique surtout admet bien plus de compositions que de résolutions, et procède le plus souvent par une véritable synthèse, et nous pourrions peut-être en trouver la cause principale dans notre sujet même. L'habitude, comme nous l'avons remarqué, tend à nous aveugler sur le nombre de nos opérations, sur cune opération utile, ne doit jamais en être isolé, ni dans l'origine, ni dans son em-

---

la complexité de nos idées ; c'est surtout dans celles qui se rapportent immédiatement à nous-mêmes que cette influence se fait le plus ressentir : en partant donc d'un produit tout formé et cimenté par une longue habitude, comment découvrir, par une analyse réelle, les rapports et l'ordre de combinaison de ces élémens, dont on ignore la nature et dont on méconnaît jusqu'à l'existence ? Si quelquefois l'analyse est commencée, elle s'arrête bientôt à un produit qui est jugé simple et indécomposable, et demeure toujours incomplète par la même cause : aussi combien d'idées dont nous reconnaissons aujourd'hui la composition, et qui cependant ont été longtems considérées comme simples ? Pour dissoudre ces agrégats de l'habitude, les maîtres ont donc senti le besoin de se transporter d'abord loin de la sphère de cette habitude ; ils ont simplifié leur objet, le plus qu'il leur a été possible; sont partis d'un premier fait, d'une première supposition : par exemple, des impressions d'un sens isolé, du mouvement d'une fibre, etc., et ont avancé ainsi en récomposant notre être, bien plus qu'en le décomposant.

Tout ce que nous avons remarqué dans le texte et dans cette note, répond à ce qu'a dit *Condillac*, dans la *langne du calcul* « qu'on emploie à la solution d'un » problême mathématique, des signes algébriques ploi subséquent, sous peine de ne pouvoir plus s'y rejoindre : de plus, comme les idées sont d'espèces très-différentes, tous leurs rapports ne sauraient être évalués ni indiqués dans des expressions, ou formules simples et invariables; la plupart de ces rapports sont d'ailleurs de telle nature, qu'ils ne sont point susceptibles d'être *mesurés*, ni exactement circonscrits; le rappel des signes ne peut donc point nous tenir lieu ou nous dispenser absolument de la représentation des idées, et la *forme* du raisonnement ne peut aller sans le *fonds*.

Lorsque nous raisonnons avec des mots, nous avons donc toujours les deux sortes d'opérations précédentes à exécuter : celle

---

» ou des mots ; l'opération est toujous la même. Or, si » elle est mécanique dans un cas, pourquoi ne le » serait-elle pas dans l'autre ? *et pourquoi ne le serait-* » *elle pas de même quand on résout une question méta-* » *physique* ? » La première partie de cette assertion demanderait bien peut-être quelques commentaires, mais la dernière me paraît inadmissible, et j'y réponds par tout ce qui précède; des philosophes que je n'ai pas besoin de nommer avaient répondu avant moi.

qui

qui consiste à rappeler les signes dans un certain ordre (donné par la construction de la langue dont nous nous sommes fait une habitude); cette opération est *mécanique*, et peut être assimilée aux procédés du calcul; l'ordre de construction peut favoriser la représentation des idées, comme nous l'avons vu (chap. 4), mais il ne nous occupe plus actuellement, nous entraîne plutôt que nous ne le dirigeons, et laisse toutes les forces de notre pensée en réserve pour la seconde opération : celle-ci consiste à apprécier actuellement; et à mesure que nous avançons, la valeur des termes, et à faire un retour sur les idées qu'ils doivent exprimer ; retour plus ou moins léger, rapide et facile, selon que les idées sont plus ou moins familières; mais qui ne saurait jamais être entièrement remplacé par les habitudes mécaniques, sans les dangers que nous avons reconnus auparavant.

Enfin, dans le calcul, et particulièrement dans les procédés de l'analyse algébrique, il suffit de penser en commençant l'opération, en arrangeant ou traduisant les données du problême; la méthode exécute ensuite tout le reste, sans que nous ayons besoin d'y songer; c'est elle seule qui opère les transformations, le dégagement des inconnues, etc.

Dans nos raisonnemens avec les mots, nous ne pouvons avancer utilement que par le secours de la mémoire représentative; ce n'est pas assez qu'elle fournisse les termes dans un ordre déterminé par l'habitude; interrogée sur leur titre, elle est encore forcée chaque fois à en rendre compte. Autant il y a de jugemens ou de propositions différentes dans le même raisonnement, autant de *problêmes* à mettre en *équation* et à résoudre; l'attention ne se repose un instant sur le pouvoir de la méthode habituelle, que pour s'éveiller l'instant d'après.

Concluons : puisque nos raisonnemens ne sont pas uniquement dans la *forme*, ils ne sauraient donc être conduits par des opérations absolument mécaniques. Il n'y a donc point d'*habitude générale* qui nous dirige, ou qui puisse nous diriger dans l'art de raisonner, comme il y en a une dans l'art de calculer.

Si le projet d'une langue universelle, calquée sur l'algèbre, ou d'une sorte de *spécieuse générale* (tel que *Leibnitz* (1) et d'autres savans l'avaient conçu) pouvait jamais s'effectuer, c'est alors que les opérations du raisonnement pourraient devenir, comme celle du calcul, purement mécaniques : c'est alors que, réduits à prendre toutes les proportions, à mesurer tous les rapports sur les signes uniquement, et non plus sur les idées mêmes, par le moyen des signes ; comme dans l'état actuel des choses, nous aurions une méthode générale, qui, convertie en habitude, nous dirigerait dans la résolution de toute espèce de problêmes, sans que nous eussions besoin d'y penser, avec cette assurance, cette rapidité, que l'habitude donne aux procédés de l'analyse algébrique. Mais je crois qu'il est démontré aujourd'hui (et tout ce qui a été dit en dernier lieu, comme dans le cours de ce mémoire, sur les différentes fonctions de nos signes, tend bien à confirmer) qu'une

---

(1) Voyez les *lettres* de *Leibnitz et* l'*éloge de ce grand homme*, par *Bailly*,

telle langue ne peut se concilier ni avec la nature de nos idées mixtes, ni avec les besoins de nos diverses facultés, ce qui nous ramène toujours à la même conséquence.

Nous sommes peut-être, quant à la pratique de nos langues, tout à la fois usuelles et scientifiques dans une position comparable à celle des anciens géomètres, qui, sans connaître notre algèbre, n'en faisaient pas moins de très-grandes choses, en réunissant la synthèse et l'*analyse* géométriques. (1) Ils opéraient sur des figures, comme nous opérons sur des idées; leurs raisonnemens avançaient toujours en se développant et se composant; leur mémoire devait porter en même tems le double fardeau des signes et des idées. Ils ignoraient l'usage de ces instrumens, de ces leviers, qui centuplent les forces de la pensée en les ménageant; ils n'avaient

(1) C'était une *analyse* réelle qui était pratiquée dès l'école de *Platon* : on y supposait le problême résolu, ou certaines lignes tirées suivant des conditions donnés, puis on vérifiait la supposition, etc. (Voyez l'Histoire des mathématiques de *Montucla*, liv. 3.)

pas trouvé l'art de renfermer dans des formules abrégées, les résultats des plus longues déductions, d'exprimer les rapports composés des parties de l'étendue, par des rapports très-simples, qui reposent les sens et donnent des aîles à la mémoire; mais précisément, parce qu'ils manquaient de leviers, leur tête devenait plus forte. Aussi, les productions des anciens, portent-elles l'empreinte d'une énergie, d'une vigueur, qui nous étonnent et nous surpassent : et pendant que des enfans résolvent d'un trait de plume les problêmes que ces génies livrés à leurs forces propres ne pouvaient atteindre, ou n'atteignaient qu'avec les plus grands efforts; les maîtres à leur tour, ont quelquefois bien de la peine à suivre jusqu'au bout la chaîne synthétique de leurs idées. Aussi, c'est en marchant d'abord sur les traces des inventeurs, c'est en s'exerçant de la même manière, que la plupart de nos grands géomètres se sont formés ; c'est cette méthode ancienne qu'ils recommandent, comme par reconnaissance ; c'est celle enfin que le grand Newton trouva seule digne de servir d'interprête à son génie !..

Si la langue universelle pouvait un jour convertir le raisonnement en calcul, substituer un mécanisme facile et assuré, à la représentation lente et souvent incertaine des idées ; sans doute l'art de raisonner éprouverait une révolution aussi heureuse que celle que les sciences exactes doivent à l'application de l'algèbre à la géométrie. Mais autant le perfectionnement des connaissances humaines s'étendrait tout d'un coup, autant le génie acquerrait de puissance, en joignant sa force propre à celle d'un nouvel instrument ; autant peut-être la perfectibilité se resserrerait par la suite ; autant les facultés du commun des hommes perdraient de leur activité, par l'extrême facilité de leur exercice. Ce serait le triomphe de l'habitude !.. alors, sans doute, il s'éleverait des philosophes qui chercheraient à *enrayer* ce mécanisme, reviendraient à l'ancienne méthode, en recommanderaient la pratique, y traduiraient leurs résultats, après les avoir trop aisément obtenus dans la nouvelle (*ùt lumen publicum sustinere valerent*, comme dit *Newton* lui-même, en parlant de la traduction synthétique.)

Alors ceux qui auraient exclusivement pratiqué la *spécieuse générale*, et qui s'en seraient fait une habitude, résoudraient sans peine plusieurs problêmes de morale et d'idéologie, autour desquels nous tournons si laborieusement, et se croiraient peut-être des hommes supérieurs, tandis qu'ils ne pourraient soutenir, sans avoir des *éblouissemens*, la lecture des profonds penseurs de nos jours.

Les leviers de l'esprit sont comme les leviers physiques ; ils nous aident, mais quelquefois trop, en empêchant le développement de nos forces naturelles. Aussi, dès qu'ils nous abandonnent, nous demeurons livre, sans ressource, à toute la faiblesse qui provient de leur usage habituel.

Tout ceci nous ramène à la méthode et aux moyens indiqués (dans le chap. 4 de cette section) dans l'objet de développer les bonnes habitudes de la mémoire, de former et de maintenir ce juste tempérament, cet équilibre des forces de la pensée. Exercer (par des moyens appropriés) toutes ces forces, mais graduellement, et sans jamais les excéder : faire une habitude, un besoin de la représentation claire des idées, et de leur ralliement aux signes : nous préserver de l'entraînement des mots, et des formes purement mécaniques : telles sont les conditions premières, que devrait remplir une méthode, pour atteindre le but proposé : or, on ne saurait disconvenir que la *synthèse* ne soit celle qui y tende d'abord le plus directement. Ce n'est point cette méthode *ténébreuse*, justement proscrite par *Condillac*, qui ne *compose* qu'avec des chimères, part des principes vagues ou abstraits, (1) comme de la source de l'évi-

---

(1) Comme dans notre conduite nous avons certains principes, certains raisonnemens d'habitude qui se succédant avec une extrême rapidité, nous entraînent souvent, sans que nous nous en apercevions, à adopter tel ou tel parti, à nous tourner d'un côté ou d'un autre, il y a toujours même dans la spéculation, quelques principes avec lesquels on s'est familiarisé, et qui se présentant d'abord à la pensée; lui donnent la première impulsion, et déterminent à commencer le raisonnement de telle manière : or c'est du *commencement* que dépend tout le reste.

Un *métaphysicien* qui serait prévenu. par exemple, de l'opinion que les idées générales sont l'origine et dence, les cumule les uns sur les autres, et tourne sans cesse laborieusement dans la sphère creuse des identités verbales.

---

le fondement de toutes les autres, aurait sa mémoire remplie de termes abstraits, d'*axiômes* etc., qui ne manqueraient pas de se retracer les premiers dans toute question proposée à résoudre : il faudrait donc, ou dénaturer la question pour la rapprocher de ces principes abstraits qui en sont si éloignés, ou établir une chaîne artificielle, longue, embrouillée, laborieusement tissue, et qui souvent ne conduirait encore qu'à des mots. Cependant, si le *métaphysicien* était de plus *géomètre*, s'il était accoutumé à chercher et à atteindre infailliblement la vérité, en suivant un certain ordre de déductions, dans un système d'idées dont les signes sont naturellement déterminés, et où la *forme* du raisonnement est identifiée avec le *fonds* ; l'habitude lui ferait préjuger la même détermination des signes, transporter les mêmes formes (avec le sentiment de l'évidence qui s'y trouve associé) dans des questions où cette confiance dans les termes, est très-dangereuse, et où l'on peut s'égarer très-méthodiquement. Il lui suffirait donc d'avoir procédé, par *axiômes*, *demandes*, *théorêmes* ; d'avoir établi dans l'ordre familier (auquel l'habitude attache une importance exclusive.) de longues suites de raisonnemens, sur des définitions de mots, ou des hypothèses creuses, pour donner

Mais cette synthèse, que notre maître commun a lui-même souvent pratiquée sous un autre nom; celle qui se conforme à l'ordre

---

ensuite et considérer lui même ses rêves, comme des lois de la nature; ses identités verbales, comme des démonstrations réelles.

Le philosophe, au contraire, qui est accoutumé à ne puiser ses principes que dans la nature des choses sensibles, dans le sein même des idées qu'il veut connaître, qui n'a pas toujours raisonné avec des signes bien déterminés, et qui a appris à se méfier des formes, concentre d'abord son attention sur la valeur des termes, rassemble toutes les données qu'il peut avoir sur leur composition intrinsèque, les refait pour peu qu'il s'en méfie, et trouve ainsi ordinairement dans la comparaison exacte et détaillée des élémens dont une question se compose, le vrai résultat qu'il voulait obtenir. Il n'affecte, le plus souvent, aucun ordre, mais il suit toujours le véritable, celui de la génération et de la liaison naturelle des idées.

Dans les deux cas, c'est l'habitude qui détermine la manière dont on commence le raisonnement spéculatif, comme l'action pratique; c'est elle qui étend les leçons de l'expérience à des cas où souvent elles ne sauraient s'appliquer. Le géomètre métaphysicien est, à l'égard des signes. comme un homme qui n'aurait jamais vécu que dans une société d'amis et de gens direct de la génération des idées, n'admet d'abord que les élémens les plus simples, c'est-à-dire, les plus clairs et les mieux déterminés (voy. chap. 4) les combine successivement entr'eux, ne fait les signes qu'en faisant les idées; et s'impose toujours la loi nécessaire de les retracer ensemble. Cette méthode, avec laquelle la pensée sait toujours d'où elle vient et où elle en est, avance lentement; mais avec assurance, sans jamais s'oublier ni se perdre de vue, peut s'arrêter à volonté ou continuer sa marche, passe de l'ombre à la lumière par des gradations bien ménagées, est conduite enfin sans être entraînée, éclairée sans être éblouie.

C'est la pratique d'une telle méthode qui conserve à la pensée son heureuse indépendance, la prémunit contre la pente si dangereuse des habitudes mécaniques, lui ins-

---

sûrs; il commettrait bien des fautes et des indiscrétions, quand il passerait dans une société étrangère et corrompue. Le vrai métaphysicien est comme celui qui, entouré de bonne heure d'ennemis, forcé de se tenir toujours sur ses gardes, a contracté l'habitude très-utile de la réserve et de la circonspection.

pire cette méfiance, qui n'admet aucuns termes, aucuns élémens douteux, les ramène souvent à l'examen, les refait ou les vérifie : méfiance salutaire, dont les vrais philosophes nous donnent l'exemple et le précepte, seul contre-poids de l'aveugle habitude, source de la sagesse, et cause active de tout progrès réel !....

CONCLUSION.

L'IDÉOLOGIE peut s'élever au dessus de la *grammaire générale*, et pénetrer des formes extérieures de la pensée, ou des signes dont elle se revêt, jusqu'à ces modifications plus intimes, plus profondes, dont les signes se tirent uniquement de la connaissance des lois de notre organisation, de l'*étude* ou du *sentiment*, de cette connexion étroite, qui existe entre le *physique* et le *moral* de notre être. Cette connexion peut être en effet *sentie* ou *observée* : elle est sentie par ces individus qu'un tempérament délicat, une sorte de gêne dans les fonctions vitales, ramènent sans cesse au dedans d'eux-mêmes ; qui entendent, pour ainsi dire, crier les ressorts de la machine, et sentent que la pensée se tend ou se relâche avec eux. Elle est observée et démontrée avec évidence, par ces philosophes qui ont saisi et comparé la nature sensible dans ses divers états, suivi la marche des affections et des idées, dans les variations organiques correspondantes aux âges, aux forces, aux tempéramens, etc.; eux seuls « ont *vu les phénomènes*, la machine » tranqnille ou furieuse, faible ou vigou» reuse, saine ou brisée, déchirante ou » réglée, successivement imbécille, éclai» rée, stupide, bruyante, muette, léthar» gique, agissante, vivante, morte. » (1)

Pour bien traiter la question proposée, il aurait fallu posséder d'abord, dans toute son étendue, cette grammaire générale, ou science de nos idées et de nos signes, considérés dans leurs rapports mutuels; car les formes extérieures de la pensée sont jetées dans le moule des langues : les termes dont ces langues se composent, se répètent à chaque instant, et nos habitudes les plus nombreuses, les plus frappantes, se rallient à leur usage.

Mais il aurait fallu surtout joindre au *sentiment* de ces modifications intimes, de ces profondes habitudes de la pensée, la connaissance des signes propres à les exprimer; il aurait fallu avoir par devers soi les termes de rapports nécessaires pour

(1) Voyez l'art. Locke, Encyc. ancienne.

comparer l'influence de l'habitude dans le physique et le moral ; dans les opérations de la vie et celles de l'intelligence, dans les fonctions des organes moteurs et sensibles, et celles d'où dépendent les modes divers de la pensée. La question appelait d'elle-même ces rapprochemens ; elle fournissait la plus belle occasion de *transporter la physiologie dans l'idéologie*, ou de resserrer encore plus étroitement les liens qui doivent désormais unir ces deux sciences. J'ai osé envisager ce but dans le lointain ; j'ai fait mes efforts pour en approcher ; j'ai puisé dans les sources qui pouvaient m'en fournir les moyens.... C'est à des hommes plus éclairés, à des têtes plus fortes que la mienne, qu'il appartiendrait d'effectuer ce que j'ai entrevu.

1°. Les physiologistes distinguent les forces vivantes en *sensitives* et *motrices*. En méditant les données de mon sujet, j'ai reconnu ou cru reconnaître qu'il était nécessaire d'introduire la même distinction dans l'analyse des impressions et des idées.

Ce que des signes extérieurs, des expériences tentées directement sur les parties sensibles et irritables, manifestent au physicien, se dévoile d'une autre manière à la conscience de l'observateur réfléchi, qui se compare à lui-même dans l'exercice des fonctions de ses sens; il se sent passif dans certaines impressions, actif dans d'autres; il reconnaît qu'il y a en lui une force qui *sent* et une autre qui *meut* (*sentiment* et *volonté*;) que ces deux forces combinées prédominent tour à tour l'une sur l'autre, et concourent, d'une manière très-inégale, dans les diverses impressions qu'il reçoit

En examinant d'abord les sens externes, on voit que les uns sont doués d'une mobilité particulière, tandis que les autres sont, ou paraissent tout-à-fait immobiles; ceux-ci ont un sentiment plus exquis; leurs impressions sont toutes excitatives; ceux-là sont plus délicats que *sensibles*, et leur sensibilité même semble être subordonnée au mouvement qui la dirige et la tempère : l'individu *perçoit* par ces derniers organes; il est affecté, il *sent* (dans toute la force du mot) par les autres; la *sensation* diffère de la *perception*.

L'être réduit à des organes passifs immobiles, ou dont il ne percevrait pas, ne dirigerait

dirigerait pas les mouvemens, serait borné aux facultés *instinctives*; il n'y aurait point en lui de *personnalité* distincte : par l'odorat seul, par exemple, son existence serait peut-être comparable à celle de l'huître ou du polype, bien loin qu'il fût capable de former des *combinaisons*, des *abstractions* (1), etc. Toute faculté active et perfectible commence à la perception, au mouvement *volontaire*. (Nous avons expliqué ce mot *volontaire*.)

L'action de la pensée, en l'absence des objets, n'est que la répétition de celle qui a été exercée par les sens sur ces objets. L'organe central peut en conserver la détermination, et l'effectuer de la même manière, par une activité qui lui est propre; mais il n'agit directement pour élaborer, combiner et reproduire que les impressions transmises par des organes mobiles, ou soumises à l'action volontaire. Il n'y a donc point d'*idées* correspondantes aux *sensations pures*, mais seulement aux *perceptions*.

(1) Comme l'ont supposé *Condillac* et *Bonnet*, (Voyez le *Traité des sensations* et *l'Essai analytique sur l'âme*.)

Les idées sont images ou copies : les unes se *reproduisent* spontanément ; les autres se *rappellent* par un acte renouvelé de la volonté qui concourut à les former. Il n'y a de *rappel* que des mouvemens et des impressions qui leur sont associés : ces mouvemens sont les *signes* des impressions : les signes sont *naturels* ou *artificiels*, selon que l'association s'est formée, dans l'acte même de la perception, par le concours des organes moteurs et sensibles, ou par une détermination réfléchie et postérieure de la volonté.

La faculté de *rappeler* constitue ce que nous appelons en général *mémoire* ; son exercice se fonde essentiellement sur les mouvemens ou signes associés.

L'imagination consiste dans la reproduction spontanée des images. Les objets mêmes, associés dans une perception commune, remplissent pour elle l'office de signes ; elle est aussi mise en jeu par les organes internes, et en reçoit souvent des lois. L'imagination diffère de la mémoire comme la sensation diffère de la perception.

2°. La sensation, continuée ou répétée, se flétrit, *s'obscurcit* graduellement, et finit par disparaître sans laisser après elle aucune trace.

Le mouvement répété devient toujours plus précis, plus prompt et plus facile : la facilité croissante correspond à l'affaiblissement de l'*effort ;* et si cet effort devenait nul, il n'y aurait plus de *conscience* du mouvement, plus de *volonté* ; mais à quelque degré de facilité que le mouvement parvienne, il reste presque toujours un *souvenir*, une *détermination* de l'effort premier ; et lors même que l'action motrice est devenue presqu'insensible à l'individu qui l'exécute, son produit n'en est que plus assuré et plus distinct.

Si toutes nos facultés et opérations, sous quelque nom qu'on les distingue, ne sont que des modifications de celles de sentir ou de mouvoir, elles devront participer à l'une ou à l'autre de ces deux influences de l'habitude ; s'altérer, se dégrader (et dans certains cas s'exalter) comme *sensations* ou *sentimens*, se développer, se perfectionner, acquérir plus de précision, de rapidité et facilité dans leur exercice, comme *mouvemens* : l'influence de l'habitude est une épreuve certaine, à laquelle nous pouvons soumettre ces facultés, pour reconnaître l'identité ou la diversité de leur origine : toutes celles qui seront modifiées de la même manière, en passant par cette espèce de creuset, devront être rangées dans la même classe, et réciproquement, etc.

Pendant que la sensation répétée s'affaiblit dans l'organe ou la partie excentrique quelconque, immédiatement excitée, le principe sensitif, ou le système, peut en conserver la détermination, tendre à l'effectuer dans les intervalles accoutumés, réclamer les mêmes mobiles d'irritation, s'exaspérer contre leur absence.... ; de là le *desir* produit de l'instinct des organes, qui donne des lois à la volonté, sans en recevoir, et pourrait avoir lieu sans volonté, sans mouvement, sans puissance. C'est ainsi que des sensations, tout en s'affaiblissant par l'habitude, se transforment pourtant en besoins impérieux.

Si la cause excitante quelconque était immédiatement appliquée à un centre ou foyer de sensibilité, les affections, loin de s'affaiblir, ne feraient que croître en énergie ;

ainsi toutes les passions, naturelles ou factices, tous les sentimens, éveillés d'abord par des images ou produits, et fixés ensuite par les dispositions des organes intérieurs, ces images mêmes, lorsqu'elles naissent de l'exaltation continuée de la sensibilité cérébrale, etc., ne font que se fortifier par la durée ou la répétition de leurs causes productives.

Les organes de la sensation ou de l'appétit, se blasent plutôt qu'ils ne se perfectionnent par la répétition de leur exercice. Si leurs impressions (dans certains cas) paraissent conserver ou recouvrer toujours la même fraîcheur, c'est qu'elles sont ravivées par les dispositions périodiquement renaissantes des centres qui leur correspondent ; hors de là, leur sensibilité propre s'émousse en s'exerçant, et leurs mouvemens, qui se sont exécutés dès la première fois avec assurance, n'acquièrent guères plus de perfection en se répétant.

L'habitude influe d'abord sur les organes de la perception, en modérant leur sensibilité trop délicate dans l'origine. Cet effet même prépare et contribue à favoriser le développement de leur motilité propre. C'est là que commence un véritable progrès dans les opérations et les facultés immédiatement liées à l'exercice des sens. Mais plus les mouvemens deviennent faciles, plus la perception qui en dépend acquiert de précision et de clarté, plus aussi l'individu méconnaît la part qu'il y prend, plus son activité s'enveloppe : le sujet et le terme de l'action, l'effort et la résistance, se trouvant enfin pre qu'identifiés, tout semble revêtir le caractère passif de la sensation.

Une foule d'opérations, de jugemens se pressent autour de cette perception, devenue si rapide, et si simple en apparence. Ici il faut nécessairement remonter du jeu partiel des sens externes, à celui de l'organe central, qui réunit, combine leurs impressions, les transforme, les échange les unes dans les autres.

De deux ou plusieurs perceptions différentes, séparées dans leurs organes, mais qui se répètent constamment ensemble, résulte presque toujours une seule impression mixte, qui doit être considérée comme une véritable *résultante* de toutes celles qui la composent, puisqu'elle tient de toutes à la fois, sans être aucune d'elles en particulier. De là il arrive premièrement, qu'une impression qui, si elle était isolée, se rapprocherait du caractère passif, acquiert l'activité qui lui manquait, par sa combinaison avec une autre, dont la motilité prédomine. Cet effet se manifeste dans l'association intime de la vue avec le tact, et surtout de l'ouïe avec l'organe vocal. Un homme qui entendrait sans avoir la faculté de parler, ne distinguerait presque point les sons, et assurément il ne les *rappellerait* pas.

Il arrive en second lieu que les impressions ainsi associées et transformées dans un centre commun, ne reçoivent plus leur caractère de l'action même des sens qu'elles intéressent directement, mais bien du jeu intérieur de l'organe central qui, réagissant avec la somme de ses déterminations acquises, change, complique, rectifie, et quelquefois dénature les rapports simples des sens externes, substitue les souvenirs à la perception, et réalise ce qui a existé, plutôt qu'il ne perçoit ce qui existe. De là la confirmation de cette sentence d'un grand philosophe ; « *omnes perceptiones tàm sensùs , quàm mentis sunt ex analogiâ hominis , non ex analogiâ universi etc.* » De là la rapidité et l'assurance dont nous percevons, ou croyons percevoir actuellement par un sens ce qui n'est point de son domaine, ou qui excède évidemment sa portée ; de là une multitude d'illusions d'autant plus difficiles à détruire, qu'elles sont plus anciennes, et que les témoignages les plus authentiques, les expériences les plus répétées, semblent déposer constamment en leur faveur ; de là l'ordre établi par les habitudes de l'imagination, confondu avec la nature des choses ; la supposition d'une existence fixe et nécessaire, là où il n'existe qu'un concours fortuit et passager ; la généralisation des expériences particulières, la conversion du relatif en absolu, les faux rapports d'*essentialité* dans les impressions habituellement simultanées, ceux de *causalité* dans l'ordre familier des successives.

De là la sécurité avec laquelle nous attendons les phénomènes qui se sont toujours également suivis ; l'imprévoyance des chances contraires, le trouble, la surprise, l'admiration ou la crainte qu'elles inspirent en se réalisant, l'émotion dans le changement, l'indifférence dans l'uniformité ; de là enfin cette multitude de jugemens qui se confondent pour nous dans la sensation même, et toujours (par la même cause), parce que les mouvemens nombreux, tant internes qu'externes, dont ils dépendent, sont devenus extrêmement rapides, faciles; et que l'attention n'étant plus excitée par l'*effort*, ou le mouvement même qu'elle dirigeait dans le principe, demeure inactive, et abandonne tout à l'entraînement de l'imagination et de l'habitude.

L'habitude influe sur notre faculté perceptive, comme sur les forces motrices simples ? Cette faculté prend donc sa première origine dans le mouvement. Si, comme l'a dit *Bonnet*, *la perception ne différait de la sensation que par le degré*, elle devrait tendre toujours également à s'obscurcir ou à s'exalter, et ne serait susceptible d'aucun progrès.

III. Toutes les opérations quelconques, lorsqu'elles sont fréquemment répétées, cessent de procurer à l'organe moteur central cette activité qui, lui donnant la conscience de ses forces, faisait en quelque sorte sa vie propre.

Les mouvemens premiers associés aux impressions, se répétant continuellement depuis l'origine, deviennent insensibles par suite du perfectionnement même des organes ; leurs fonctions naturelles de signes sont absolument oubliées ou méconnues ; il n'y a plus de rappel disponible ; tout est sous le pouvoir de l'*imagination*.

Les signes secondaires du langage viennent heureusement enrayer cette mobilité de l'habitude, révéler à l'individu l'espèce d'empire qu'il peut exercer sur plusieurs de ces modifications, lui créer une seconde *mémoire*.

Parmi les mouvemens volontaires qui peuvent également servir de signes de *rappel*, ceux de la voix, outre la disponibilité et la commodité parfaite de leur exercice, ont l'avantage unique et infiniment précieux de rendre l'individu doublement présent à lui-même, par l'*effort* qu'ils déterminent et l'impression qu'ils produisent ; ils justifient la préférence qui leur est accordée dans les communications *mentales* ou *sociales*.

L'individu note par des signes articulés tout ce qu'il sent, perçoit ou imagine en lui ou hors de lui. Mais la nature des impressions auxquelles il associe ses mouvemens vocaux, la manière dont il forme ces premières associations, celle dont l'habitude vient à les modifier par la suite, mettent des bornes à l'utilité générale qu'il s'en promettait, ou en corrompent les premiers fruits.

Le son articulé est une perception, il ne pourra contracter de lien étroit et fixe, qu'avec les impressions d'une nature homogène à la sienne propre.

Les sensations, les modifications obscures ou fugitives, les sentimens variables, les *fantômes*, les idées réellement archétypes, tous ces produits vains et illusoires d'un cerveau exalté, ne recevront aucune lumière, aucune fixité réelle (mais trop souvent une consistance trompeuse) des notes vocales destinées à les exprimer ou à les rappeler.

En second lieu, quoique les perceptions dénommées soient circonscrites et persistantes en elles-mêmes, il arrive souvent que l'attention ou la force motrice ne les enveloppe pas dans un acte commun, ne se partage pas assez également entre les signes et les choses; alors l'association est irrégulière ou nulle, le signe demeure seul ou à vide dans la mémoire, ou bien l'idée est isolée dans l'imagination et échappe ensuite au rappel actif.

Enfin l'extrême facilité dans l'articulation ou le rappel (mécaniques) des signes, provenant de la répétition la plus fréquente, pourra finir par altérer leurs fonctions les plus utiles (de la même manière qu'elle avait annullé déja les fonctions des signes premiers) et livrer encore une fois l'imagination sans frein à ses propres saillies.

De quelque cause que provienne l'isolation du signe, toutes les fois que son rappel est vide de représentation, la mémoire est *mécanique*.

Si par la nature des modifications associées, le signe n'a qu'un pouvoir excitatif dans un degré quelconque, sans aucune valeur déterminée ou déterminable, la mémoire est *sensitive.*

Dans les cas uniques où l'association régulièrement formée avec des perceptions distinctes, donne aux signes le pouvoir infaillible d'évoquer les idées ou images, la mémoire est *représentative.*

L'habitude influe sur la mémoire mécanique, comme sur la faculté de mouvoir simplement : sur la mémoire sensitive, comme sur celle de *sentir*. sur la mémoire représentative, comme sur celle de percevoir.

Dans le premier cas : suite des mouvemens prompts, faciles, inaperçus, et à la fin presque automatiques. Dans le second, suite de modifications, de sentimens ou de *fantômes* évoqués par les sons articulés; tantôt affaiblissement, tantôt exaltation dans l'effet sensitif, vicissitudes perpétuelles dans la chose signifiée, permanence du signe, jugement illusoire qui transporte à l'une, toute la fixité de l'autre.

Dans le troisième cas : suite de signes et d'idées, tissus ensemble dans la même chaîne; rappel plus prompt, plus assuré, plus facile (et peut-être trop facile) des uns, mais toujours fidélité, clarté de représentation des autres: seule mémoire utile, base unique de l'intelligence humaine.

Dans la mémoire mécanique, le mouvement absorbe toutes les forces de l'organe pensant; la sensitive fait prédominer la sensibilité sur les forces; la dernière, forme et entretient ce juste équilibre, d'où dépend la raison au moral, comme la santé au physique.

La répétition fréquente des mêmes signes articulés, modifie d'une manière bien remarquable, les jugemens que nous portons sur les faits, comme sur les rapports de nos idées entr'elles, ou des termes entr'eux, ou des unes avec les autres.

Une habitude première ne nous permet guères de concevoir un objet, une *idée* quelconque, sans rappeler le *signe* qui l'exprime (quoique l'effet soit bien loin d'être réciproque): à force de les percevoir, de les contempler ainsi l'un dans l'autre, nous finissons bientôt par ne pouvoir plus absolument les isoler. Ils nous semblent participer à la même essence. C'est surtout dans l'emploi des termes archétypes, que ce jugement est entraîné par une force invincible; le signe paraît tenir alors dans la mémoire la place de la résistance au dehors. Ce sont deux liens qui unissent également des impressions associées par simultanéité, deux habitudes presqu'aussi anciennes, presqu'aussi profondes. De là le pouvoir magique des termes de *substance*, d'*essence*, etc.; la réalisation des noms abstraits ou généraux; les longues erreurs des scholastiques et des métaphysiciens (jusqu'à *Locke*;) de là l'extrême difficulté qu'il devait y avoir à séparer dans la suite les signes et les idées. Honneur au philosophe qui *compléta* le premier cette séparation, et parvint à dissoudre cet agrégat, cimenté par les habitudes des siècles! il fut vraiment le créateur de la logique et de l'idéologie.

Toutes les formes habituelles de notre langage nous entraînent à réaliser des abstractions, et quoiqu'en théorie, nous sachions très-bien à quoi nous en tenir, les meilleurs esprits peuvent être déçus dans la pratique par cette illusion d'habitude, comme ils le sont, en rapportant les couleurs aux objets....

Malheur à la raison, quand le langage a consacré des expressions insignifiantes, des jugemens faux ou bisarres ! leur répétition continuelle les transforme en habitudes de l'oreille ou de la voix, et dès-lors les termes acquièrent un titre de créance, qui, éloignant d'eux toute suspicion les fait passer aveuglément, et sans le moindre examen : telle est la force des habitudes de la parole, qu'il n'est peut-être pas d'absurdité dont on ne finît par se convaincre, en répétant souvent et longtems les signes qui l'expriment !...

Nos jugemens sont *mécaniques*, lorsqu'ils ne se fondent que sur la répétition des mêmes termes vides de sens. Le souvenir d'avoir toujours cru ou articulé les mêmes paroles, tient lieu de toute autre preuve, et cette confiance *routinière*, cette foi machinale s'accroît précisément, comme le nombre des repétitions augmente ; son opiniâtreté est proportionnée à son aveuglement : l'une et l'autre prouvent toute la puissance de l'habitude.

Les titres les mieux fondés comme les plus chimériques, les plus réels comme les plus faux,

faux, les jugemens *réfléchis* enfin, comme les jugemens mécaniques, acquièrent un nouveau poids par le seul fait de leur répétiton. Mais tout ce qui passe exclusivement sous l'empire de l'habitude, doit perdre de son autorité aux yeux de la raison.

L'habitude substitue encore de simples souvenirs à la perception immédiate de l'évidence, qui fonda d'abord le jugement réfléchi, elle transporte aux uns la confiance légitime dont jouissaient les autres, nous cache leurs motifs réels, et s'oppose avec une force croissante à de nouvelles vérifications, remplace le doute de la sagesse par une aveugle présomption; le besoin de connaître par l'apathique indifférence pour les vérités connues; c'est ainsi qu'elle dissimule souvent nos premières erreurs et les perpétue; couvre de nuages la source des vérités, et en circonscrit l'influence.

Dès que nous ne jugeons plus que sur des *réminiscences*, les plus longs raisonnemens doivent acquérir une rapidité égale à celle de la simple succession des termes dont ils se composent. Or, les habitudes de la mémoire tendent à accroître indéfiniment cette rapidité. Alors la réflexion s'éloigne, l'attention n'est plus, tout est livré de nouveau à un pur mécanisme.

Les opérations les plus compliquées s'exécutent, il est vrai, avec assurance et facilité, mais la pensée sommeille et perd ses forces dans l'inaction. L'analyse philosophique peut naître au sein de cet entraînement général, comme les plus puissantes ressources de l'industrie dans les grandes nécessités; mais elle cherche des élémens, et ne trouve que des masses fortement agrégées, elle cherche un *fond* où pouvoir s'attacher, et ne trouve que des *formes* légères qui lui échappent, elle veut diriger, montrer la bonne route, et tout fuit devant elle dans la pente la plus rapide; alors changeant de titre comme de fonctions, cette *analyse* ne sera plus celle qui *sépare*, mais celle qui *recompose*.....

FIN.

607869 - Mai 2015
Achevé d'imprimer par

1livre.com
du rêve à la réalité !